dr. Y.D. van Leeuwen
drs. M.C.A. van den Maegdenbergh

Oogheelkunde

Practicum huisartsgeneeskunde

een serie voor opleiding en nascholing

redactie

dr. S. Koning
dr. A.M. Silvius
drs. L.J.G. Veehof
drs. L.J.G. Verhoeff
dr. W. Willems

dr. Y.D. van Leeuwen
drs. M.C.A. van den Maegdenbergh

Oogheelkunde

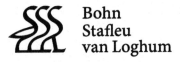

Bohn
Stafleu
van Loghum

Houten, 2016

Eerste druk, Elsevier gezondheidszorg, Maarssen 2004
Tweede druk, Reed Business Education, Amsterdam 2013
Derde (ongewijzigde) druk, Bohn Stafleu van Loghum, Houten 2016

ISBN 978-90-368-1508-6   ISBN 978-90-368-1509-3 (eBook)
DOI 10.1007/978-90-368-1509-3

NUR 870
Omslagontwerp en typografie: Marianne Elbers, Amsterdam

Bohn Stafleu van Loghum
Het Spoor 2
Postbus 246
3990 GA Houten

www.bsl.nl

Voorwoord

Bij de eerste druk

Oogheelkunde was 100 jaar geleden, toen de gemiddelde leeftijd nauwelijks de 50 jaar haalde, een *klein vak*. Andere oogpathologie dan infectie kwam sporadisch voor of werd niet opgemerkt. Dat is nu totaal anders. De technischwetenschappelijke geneeskunde van de laatste halve eeuw heeft het natuurlijke evolutieproces flink voor de voeten gelopen. We worden gemiddeld veel ouder, ons oog ook. Dat is te merken aan het aantal en de aard van de nu voorkomende oogaandoeningen.

De oogheelkunde heeft noodzakelijkerwijze een technisch-instrumentele allure gekregen. Dit doet recht aan het oog als optisch instrument. Bijna elke oogklacht vereist een onderzoek van het gehele visuele systeem. Elke afzonderlijke structuur van het oog beoordelen vereist echter een specifieke instrumentele onderzoeksmethode, bijvoorbeeld een spleetlamp voor de lens en een funduscoop voor de retina. Het gaat niet aan eerstelijns oogonderzoek anders in te richten omdat onderzoek 'simpel' zou moeten zijn. Met ideologie zijn opticawetten niet te veranderen.

Eerstelijns oogheelkunde heeft als specifiek doel onderscheid te maken tussen de volgende categorieën van aandoeningen:
- een kleine kwaal, die de huisarts zelf kan behandelen;
- een refractieafwijking, waarmee de patiënt naar de opticien kan worden verwezen;
- een oogaandoening waarmee de patiënt naar de oogarts moet worden verwezen;
- een oogaandoening die om een spoedverwijzing vraagt.

De gebruikte methoden van onderzoek dienen dit doel. De simpelheid zit in de logica: het oogheelkundig helder redeneren, waaraan dit boekje dan ook voornamelijk is gewijd. Deze logische benadering onderscheidt dit boekje van de gangbare oogheelkundige boeken voor huisartsen die een discrepantie laten bestaan tussen de getoonde beelden en de geadviseerde onderzoeksmethoden. Deze discrepantie komt ook steeds weer terug in het onderwijs. Men propageert onderzoek met doorvallend licht en laat beelden zien van subcapsulair cataract dat in het beginstadium op die manier niet te zien is. Het is dan ook niet verwonderlijk dat huisartsen de oogheelkunde moeilijk blijven vinden. In dit leerboek staan weinig verwijzingen. Voor goede afbeeldingen en bijbehorende uitleg raadplege men Kanski, *Clinical ophthalmology*.

Wij hopen dat de lezer geniet van de toename van zijn eigen oogheelkundig inzicht bij het lezen van dit boekje.

Najaar 2004
Jo Baggen
Yvonne van Leeuwen

Bij de tweede druk

Net als de eerste druk bevat deze herziene uitgave het 'oogheelkundig verhaal' van klacht naar diagnose en therapie. Aan de hand van casuïstiek wordt vooral het redeneren in beeld gebracht. 'Andere' beelden zijn juist daarom weggelaten. Hoewel oogheelkunde zeker ook een kijkvak is, is het de logica binnen dit domein die in de medische opleiding te weinig is aangereikt, waardoor voor velen de samenhang tussen klachten, onderzoeksbevindingen en aandoeningen onvoldoende zichtbaar (!) is gebleven.

Een tweede uitgangspunt in deze herziening is dat wij hebben gekozen voor het situeren van het onderzoek met spleetlamp en funduscoop in de huisartsenpraktijk. Voor lang niet iedereen is dat realiteit, maar het gaat erom over de opbrengst van diagnostisch onderzoek iets te leren, ongeacht door wie dat wordt gedaan. Bovendien laat het de winst en het plezier van het zelf doen zien!

Eerstelijns oogheelkunde is meer dan 'het rode oog'. Het gaat om *het zien* en het behoud van het zicht tot op hoge leeftijd. Verlies van gezichtsvermogen leidt tot inperking van autonomie en kwaliteit van leven, en tot gevaar voor vallen. Bij fragiele ouderen is de huisarts beter in de gelegenheid dan de oogarts om op maat te adviseren. Er zijn handboeken over ouderenzorg die *slecht zien* als diagnose benoemen in plaats van als klacht. Na het lezen van dit boekje is visusvermindering voor u vanzelfsprekend uitgangspunt en geen eindpunt van onderzoek.

Lezen van een boek van begin tot eind wordt weinig meer gedaan. Wij hebben de hoop dat dit wel geldt voor dit boekje. De tekst is daar als het ware 'op gemaakt'.

Er is het nodige veranderd sinds het verschijnen van de eerste druk in 2004. Meerdere NHG-standaarden oogheelkunde zijn uitgekomen, er worden kwalitatief goede cursussen gegeven (zie bijvoorbeeld www.stoohn.nl, www.wenckenbachinstituut.nl), er is een register oogheelkunde geopend bij het College voor Huisartsen met Bijzondere Bekwaamheden (CHBB), en op menige huisartsenpost staat een spleetlamp. Met andere woorden: de huisarts heeft het oog weer meer in het vizier.

Behalve dat de tekst is aangepast aan de huidige inzichten is een aantal hoofdstukken toegevoegd, onder andere over diabetes en vaatafwijkingen in de retina, waarvan het belang groot is in relatie tot het cardiovasculaire risico. Verder is er aandacht voor refractiechirurgie en contactlenzen, en is 'Oogheelkunde op de huisartsenpost' als hoofdstuk toegevoegd (hoofdstuk 12) om de oogheelkundige spoedzorg te bedienen.

Tot slot zijn de literatuur en de websites die wij aanbevelen bij dit boek achterin opgenomen, en niet langer bij de hoofdstukken.

Met dit boekje hopen we huisartsen te stimuleren zich verder in het domein te verdiepen, maar ook voor huisartsen in opleiding en studenten is het een uniek boekje, juist omdat het oogheelkundig redeneren centraal staat.

Wij, de schrijvers, hebben ieder vanuit onze eigen achtergrond vormgegeven aan deze nieuwe editie.

Als huisarts (Yvonne van Leeuwen) en hoofddocent van de vakgroep huisartsgeneeskunde van de Universiteit Maastricht heeft oogheelkunde mij altijd geboeid en heb ik deze fascinatie al vele jaren in de huisartsenopleiding en -nascholing kunnen overdragen.

Als oogarts bij Orbis-Eyescan (Marianne Van den Maegdenbergh) ben ook ik al jaren betrokken bij de opleiding en nascholing van huisartsen. Een verrijking van mijn vak en manier van (samen)werken.

Jo Baggen hoort niet meer tot de auteurs. Hij is en blijft echter de pionier die de oogheelkunde weer binnen het domein van de huisartsgeneeskunde heeft gebracht. Het woord van de meester klinkt door in de tekst.

Yvonne van Leeuwen
Marianne Van den Maegdenbergh

Inhoud

1 Scheelzien bij kleuters en amblyopie 11

2 Visusstoornissen in de groei: schoolmyopie 15

3 Visusproblematiek bij jongvolwassenen 21

4 Refractie- en accommodatiestoornissen bij volwassenen: hypermetropie en presbyopie 25

5 Visusstoornissen bij ouderen: cataract en maculadegeneratie 31

6 Diabetes 37

7 Vaatafwijkingen in de retina 41

8 Glaucoom 45

9 Mouches volantes en lichtflitsen 49

10 Conjunctivitis: diagnose per exclusionem 51

11 Aandoeningen van de oogleden 59

12 Oogheelkunde op de huisartsenpost 63

13 Farmaca en het oog 69

14 Logistieke aspecten van het oogheelkundig onderzoek 75

Literatuur 81

Register 83

Practicum huisartsgeneeskunde 86

1

Scheelzien bij kleuters en amblyopie

Mevrouw Verburg komt met Ilona van 2 jaar op het spreekuur, omdat zij meent dat Ilona scheelziet als ze moe is. Ze heeft ook een briefje bij zich van de consultatiebureauarts (CB-arts). Op het bureau waren met de gebruikelijke tests geen afwijkingen gevonden, maar de CB-arts raadde aan voor de zekerheid toch maar eens een onderzoek door de orthoptist te laten doen. Mevrouw Verburgh herinnert de huisarts eraan dat ze zelf een lui oog heeft gehad.

Hoe wordt scheelzien, strabisme, veroorzaakt en wat is de relatie met een lui oog, amblyopie?

Er zijn meer vormen van scheelzien. Als een baby bij de geboorte al een oogje naar binnen (convergerend) of naar buiten (divergerend) heeft staan, is er iets ernstigs aan de hand, bijvoorbeeld een oogspierparese bij een Erbse paralyse of een retinoblastoom. Het af en toe 'dwalen' van de oogjes van een gezonde zuigeling kan daarentegen geen kwaad: pas na ongeveer 8 maanden ontstaat het binoculaire zien en moeten de oogjes samenwerken.

Scheelzien op de kleuterleeftijd komt geregeld voor en vraagt om alertheid. Het gaat dan bijna altijd om convergerend scheelzien, scheelzien met de ogen naar binnen gedraaid. Het convergeren is doorgaans het gevolg van hooggradige verziendheid, hypermetropie.

De mens wordt hypermetroop geboren. De lengteas van het babyoog is relatief te kort, waardoor het brandpunt van evenwijdig invallende lichtstralen achter de retina valt. Door het groeien van het oog vermindert deze fysiologische hypermetropie en op de leeftijd van 4 à 5 jaar zijn de meeste kinderen licht hypermetroop, emmetroop of beginnend myoop. Sommige kinderen blijven echter hooggradig hypermetroop of worden dat weer méér op de leeftijd van 2 à 3 jaar.

Een kind dat fors hypermetroop is, wil accommoderen om scherp te kunnen zien. Accommoderen en convergeren zijn gekoppeld, dus het oog draait naar binnen. Dat heeft weer dubbelbeelden tot gevolg: twee niet-identieke beelden op het netvlies, die naar het cerebrum worden geprojecteerd. Menselijke hersenen kunnen dat niet verdragen (de hersenen van vele dieren wel!) met als gevolg suppressie van één beeld, en als gevolg daarvan géén ontwikkeling van het centrale zien van dat ene oog: amblyopie of lui oog.

Overigens bestaan er graden van amblyopie. De visus kan daarbij variëren van 0,8 tot minder dan 0,1. Ook het dieptezien varieert. En om het verder te nuanceren: hypermetropie en het resulterende strabisme zijn niet de enige oorzaak van amblyopie. Ook een groot verschil in refractie tussen de beide ogen geeft verschil in visuele beelden die aan het cerebrum worden aangeboden. Ook dan volgt suppressie van een beeld.

Speelt erfelijkheid een rol?

De erfelijke component bij refractieafwijkingen en dus ook bij amblyopie is groot. Indien bij beide ouders een verziendheid, strabisme en/of amblyopie voorkomt, is de kans op een soortgelijke stoornis bij het kind 40 tot 60 procent. Indien één persoon in het gezin (ouder, broer of zus) strabeert of amblyoop is of gestoord dieptezien heeft, dan is de kans voor het betreffende kind 15 procent.

Wat kan de huisarts doen?

Het verhaal van de moeder moet altijd aanleiding zijn tot verder onderzoek en actie. Wat heeft de moeder of iemand anders precies gezien? Stond het oogje naar binnen? Treedt het probleem vooral op als het kind moe is?

De leerboeken stellen vervolgens een aantal testen voor.

1 De afdekproeven: de hand van de onderzoeker wordt voor één oog gehouden. Beoordeeld wordt wat het afgedekte oog en wat het niet-afgedekte oog doen na wegtrekken van de hand. De essentie hiervan is niet eenvoudig uit te leggen. Het gaat om het observeren en interpreteren van een instelbeweging van het aangedane oog of van het goede oog. Het probleem bij deze proef is ten eerste dat men vergeet hoe het ook weer ging als men het lang niet heeft gedaan en ten tweede dat een geringe instelbeweging niet wordt opgemerkt door een niet-getrainde onderzoeker. De uitspraak 'ik zie niets' van de huisarts is dus min of meer 'gevaarlijk' als dit zou betekenen dat het vermoeden van een ouder daarmee zou worden weerlegd.

2 Het beoordelen van corneareflexbeeldjes (de Hirschbergmethode). De essentie hiervan is dat de reflexbeeldjes van een lampje dat voor het gezicht wordt gehouden in het midden van de pupilopening zou moeten verschijnen. Ook dit oordeel is moeilijk. Kleine standsafwijkingen (< 15 graden) worden nogal eens gemist terwijl ze wel een diepe amblyopie kunnen veroorzaken.

3 Het beoordelen van het dieptezien met speciaal daarvoor ontwikkelde testen: de Langtest en de TNO-stereotest. Ook hier geldt dat oefening (pas) kunst baart, waar nog bij komt dat de tests duur zijn.

4 Het testen van de visus. Dit is zeker doenlijk voor de huisarts, maar ook hier is routine een groot goed. Zie ook de casus van Verona hierna.

Bij Ilona werden door de CB-arts geen afwijkingen gevonden. Is nader onderzoek nu wel nodig? Jazeker! CB-artsen zijn weliswaar geroutineerder dan huisartsen in de hiervoor genoemde tests, maar ook door hen wordt nog het nodige gemist. Dat blijkt ook uit het feit dat het percentage mensen met amblyopie maar niet beneden de vier tot zes wil zakken. Van alle slechtziende ogen is nog steeds 16,5 procent amblyoop! Amblyopie maakt het uitoefenen van beroepen als piloot, buschauffeur, neurochirurg enzovoort onmogelijk. Extra reden voor verwijzing is de familiaire voorgeschiedenis. Is er sprake van hypermetropie, scheelzien en/of amblyopie bij één of twee ouders, dan is dit op zich al reden voor verwijzing.

Het feit dat Ilona soms scheelziet is dus voldoende reden voor verwijzing, zelfs met redelijke spoed. Maar naar wie?

U kunt verwijzen naar de oogarts of rechtstreeks naar de orthoptist. Het kind wordt in beide gevallen door beiden gezien. Een orthoptist (paramedicus) – niet te verwarren met een optometrist – heeft zich gespecialiseerd in visusonderzoek bij kinderen en met name in oogstandafwijkingen. Zij hanteert dezelfde proeven als hiervoor maar is daarin geroutineerd. Ook zij mist echter met deze testen standsafwijkingen kleiner dan zeven graden. Verder heeft zij de beschikking over de 'prismatest' om vast te stellen welk oog dominant is en over skiascopie om de exacte refractie en verschillen daarin tussen de twee ogen vast te stellen. Alles bij elkaar wordt hiermee de kans iets te missen fors verkleind.

Ook in de volgende casus constateert u geen concrete afwijkingen. Toch verwijst u ook hier op grond van inzicht naar de orthoptist.

Casus

Verona, 3 jaar en 4 maanden oud, is volgens haar moeder niet coöperatief tijdens het visusonderzoek op het consultatiebureau. Bij Verona is nooit gezien dat zij scheelzag. Toch zou moeder graag wat meer zekerheid hebben over de ontwikkeling van de ogen van haar dochtertje, omdat bij haar man ook pas laat (8 jaar) een lui oog is ontdekt. Daar was toen niets meer aan te doen. Verona is oud genoeg voor een visusonderzoek en u voert dat uit (zie hoofdstuk 2), terwijl het meisje bij haar moeder op schoot zit. U vraagt aan Verona om zelf een oog af te dekken. Dat doet ze: zij dekt haar rechteroog af. Eén ding is u nu meteen duidelijk: indien één oog amblyoop is, dan is dat het oog dat Ilona spontaan afdekt: het rechteroog. Het goede oog afdekken doet een kind immers niet.

Visusonderzoek op deze leeftijd doet u met de Amsterdamse plaatjeskaart, waarop afbeeldingen staan van poezen, auto's, huisjes enzovoort. De kaart hoeft niet precies op vijf of zes meter afstand te hangen. U onderzoekt immers niet de visus, maar het verschil in gezichtsscherpte tussen beide ogen.

De kaart is erg ouderwets. In plaats van een ouderwetse laars zou men beter een mobieltje kunnen afbeelden!

Vervolg casus

	ec
VOS	visus goed: 1,0.

U vraagt vervolgens aan Verona haar linkeroog af te dekken. Dat weigert ze: Verona werkt niet mee. Dit gedrag is verdacht voor amblyopie van haar rechteroog. In ieder geval vindt u het reden genoeg Verona te verwijzen naar de orthoptist.

NB: Een huisarts die een kind van deze leeftijd zelf onderzoekt, doet dat vooral uit interesse. De orthoptist kan het veel beter, zeker als het om een beweeglijk of onrustig kind gaat!

Samenvattend moeten de volgende kinderen voor orthoptisch onderzoek worden verwezen.
- Meteen: kinderen die vanaf de geboorte scheelzien en kinderen met een gestoorde algemene ontwikkeling.
- Kind van wie wordt gezegd dat het soms of vaak 'scheelt', in theorie is dat zinnig vanaf de leeftijd van 8 maanden – het ontstaan van het binoculaire zien –, doorgaans vanaf ongeveer anderhalf jaar.
- Meteen: kinderen die door de CB-arts, om welke reden dan ook, geïndiceerd geacht worden voor orthoptisch onderzoek.
- Tussen anderhalf en tweeënhalf jaar. Kinderen van wie de ouders, broertjes of zusjes hypermetroop zijn of een lui oog hebben (gehad); geschikte leeftijd voor verwijzen: zo vroeg mogelijk.

Concluderend kan men stellen: liever een verwijzing te veel dan te weinig. Het gaat om een ernstige handicap en een levenslange uitsluiting van bepaalde beroepen. Verwijzing is dus niet alleen aangewezen bij bewezen amblyopie of scheelzien, maar al bij een verdenking hierop (zie hiervoor). Bij tijdige verwijzing, liefst tussen anderhalf en tweeënhalf jaar is volledig herstel van het dieptezien mogelijk. Bij een start na het zesde jaar is het eindresultaat wat betreft herstel van het dieptezien aanzienlijk slechter. Dat geldt ook bij een slechte compliance.

Behandeling

De orthoptist zal bij aangetoonde afwijkingen samen met de oogarts een behandeling instellen in de vorm van een brilletje voor correctie van de hypermetropie en (intermitterend) afplakken van het goede oog. Het principe is dat het luie oog moet worden gestimuleerd om te kijken. De behandeling wordt gestaakt als de visus links en rechts weer gelijk is (en blijft). Controles duren doorgaans tot het achtste jaar.

2

Visusstoornissen in de groei: schoolmyopie

Casus

Patrick is 11 jaar. Hij vertelt dat hij niet meer goed op het schoolbord kan zien, terwijl hij in de klas al op de voorste rij zit. Zijn moeder vraagt zich af of hij niet voor een bril naar de oogarts verwezen moet worden.

U besluit bij Patrick een visusonderzoek te verrichten en voert tevens het zogeheten 'diagnostisch refractioneren' uit. Visusonderzoek geeft antwoord op de vraag of er inderdaad van een visusvermindering sprake is; diagnostisch refractioneren voegt daar informatie aan toe omtrent het wel of niet bestaan van een refractieafwijking. Voor u gaat het met name om het 'niet', want dan is er sprake van een oogaandoening.

Hoe voert u het visusonderzoek uit?

U bepaalt de gezichtsscherpte met behulp van de visuskaart. Voor belichting en contrast is een goed verlichte, niet-vergeelde visuskaart essentieel. De belichting dient zodanig te zijn dat elk optotype met dezelfde intensiteit wordt belicht. Optotypen zijn de te lezen letters of cijfers of Landolt-ringen, variërend in grootte. Cijfers hebben het nadeel dat de patiënten uit het vage silhouet het cijfer kunnen afleiden. Dat geldt ook, maar minder, voor het gebruik van letters. Bij de Landolt-ringen (cirkels die aan één zijde een kleine opening vertonen) is dit niet mogelijk; bovendien kunnen deze ook worden gebruikt bij analfabeten, bij patiënten die het westerse schrift niet kennen en bij kinderen. Een ander voordeel van de Landolt-ringen is dat u tijdens het visusonderzoek aanwijzingen kunt krijgen over het bestaan van astigmatisme. De patiënt ziet dan de boven en onder geplaatste openingen beter dan de links of rechts geplaatste, of omgekeerd.

De kamer waarin u het visusonderzoek uitvoert, dient niet voluit verlicht te zijn, omdat dit de pupilopening van het oog van de patiënt verkleint, waardoor een soort stenopeïsche opening ontstaat.

De gezichtsscherpte wordt uitgedrukt in decimalen, bijvoorbeeld 0,6. Deze decimalen staan op de visuskaart ter hoogte van de opeenvolgende regels optotypen. Ze gelden alleen indien de afstand die onder aan de kaart staat aangegeven (vijf of zes meter) bij het onderzoek wordt aangehouden. Niet iedere huisarts heeft voor de visuskaart een afstand van vijf of zes meter ter beschikking. (Zie hiervoor de omrekentabel in hoofdstuk 14.) Dit ruimteprobleem kan worden opgelost met een spiegel. Deze bevindt zich dan recht tegenover de visuskaart en is in die positie gedraaid in de richting van de patiënt. Het is handig de patiënt te plaatsen naast of onder de visuskaart en naar de kaart te laten kijken via de spiegel.

Het visusonderzoek kent een vaste volgorde: het begint altijd met het rechteroog. Daarmee worden achteraf bij het maken van notities vergissingen voorkomen.

Brildragers worden onderzocht met bril. Onder 'bril' wordt verstaan een correctie voor veraf, dus niet een leesbril. Het is voor de klinische oogheelkunde niet relevant een brildrager te onderzoeken met en zonder bril, ook onderzoek met twee ogen tegelijk is niet relevant. Een dergelijk onderzoek is wel relevant in keuringssituaties.

U test van boven naar beneden één optotype per regel. Wordt meer dan één bepaald optotype niet gezien, dan gaat u een regel terug en test u horizontaal de andere optotypen van die regel.

Een visus van 0,2 aan beide ogen, gemeten met bril, wordt als volgt genoteerd:

- VOD (Visus Oculus Dexter) ec (eigen correctie, vroeger cc cum correctione) 0,2;
- VOS (Visus Oculus Sinister) ec 0,2.

Zonder correctie is zc, (vroeger sc: sine correctione).

Ook bij het noteren komt steeds het rechteroog eerst, om vergissingen te voorkomen. Voor een jonge volwassene is 1,0 een normale en 1,5 tot 2,0 een zeer goede visus. Boven de 65 jaar is 1,0 zeer goed.

Tijdens het visusonderzoek is er van alles waar te nemen. Hypermetropen hebben – in tegenstelling tot myopen – de ervaring dat even turen (aanspannen van de ciliaire spieren) het beeld kan verbeteren. Ze zeggen dus vaker iets als: 'Wacht even, ik zie het bijna.' Astigmaten zien soms de horizontale opening wel en de verticale niet of omgekeerd. De amblyoop ziet een optotype beter als de naastliggende optotypen worden afgedekt, het *crowding*-fenomeen. De patiënt die niet weet dat hij amblyoop is, wat nog geregeld voorkomt, ziet u soms zoekende bewegingen maken met het hoofd om het object in het vizier te krijgen. Patiënten met een centraal scotoom of een klein cerebraal (occipitaal) infarct doen dit ook.

Wat is diagnostisch refractioneren en hoe doet u dat?

Diagnostisch refractioneren, als aanvulling op het standaard visusonderzoek, dient om onderscheid te kunnen maken tussen een refractieafwijking en een oogaandoening. De term 'diagnostisch' geeft aan dat het hier niet gaat om het vaststellen van de exacte sterkte of correctie van de aan te meten brillenglazen. Het gaat alleen om het vaststellen van de aanwezigheid van een refractieafwijking en of deze afwijking de enige verklaring vormt voor de bestaande klachten. Zo ja, dan volstaat verwijzing naar de opticien. Zo nee, dan dient verder gezocht te worden naar een mogelijke oogaandoening.

Het principe van diagnostisch refractioneren berust op het bepalen van de visus met sferische lenzen (S+ of S-). Verbetering of verslechtering van de vooraf bepaalde visus met een S+0,50-glas en daarna met een S-0,50-glas geeft aanwijzingen voor het bestaan van een bepaalde refractieafwijking: hypermetropie dan wel myopie. De twee lenzen zijn via de handel verkrijgbaar, samen in een houdertje, een zogenaamd 'lorgnet'.

Hoe interpreteert u de uitkomsten van diagnostisch refractioneren?

Het emmetrope oog accommodeert niet bij het zien in de verte. De gezichtsscherpte stellen we voor het gemak op 1,0. Met S+0,50 komt het brandpunt voor de foveola te liggen, waardoor de visus vermindert. Met S-0,50 komt het brandpunt achter de foveola te liggen, waardoor ook dan de visus zou verminderen. Echter, bij patiënten tot 65 à 70 jaar treedt dan de accommodatie in werking en wordt de visus weer 1,0.

Bij myopie is de oogas relatief te lang. Het brandpunt van evenwijdig invallende lichtstralen valt voor de fovea. Met S+0,50 komt het brandpunt nog méér voor de foveola te liggen: de visus wordt nog slechter! Met S-0,50 verschuift het brandpunt naar achter en de visus verbetert.

Bij hypermetropie is de oogas relatief te kort. Het brandpunt van evenwijdig invallende stralen valt achter de fovea. Dit kan op twee manieren worden gecorrigeerd: door te accommoderen waardoor de lens boller wordt, of met positieve lenzen. Een jeugdig hypermetroop oog accommodeert altijd, want door te accommoderen kan het oog de refractieafwijking corrigeren. Bij het eerste visusonderzoek is de visus dus vaak 1,0. Met S+0,50 zou het brandpunt iets voor de foveola komen te liggen. De accommodatie vermindert echter (onbewust) en de visus blijft 1,0. Met S-0,50 wordt het brandpunt naar achteren verplaatst, maar bij de jeugdige hypermetroop die nog verder kan accommoderen, blijft ook dan de visus 1,0! Zie tabel 2.1.

Na het 65ste jaar kan de patiënt niet meer accommoderen en kan de hypermetropie niet meer gecorrigeerd worden door de patiënt zelf. De visus van de patiënt bij het eerste visusonderzoek is bijvoorbeeld 0,5. De verziende patiënt ziet dus op latere leeftijd in de verte ook niet meer goed. Met S+0,50 wordt de refractieafwijking gecorrigeerd en is de visus 1,0. Met S-0,50 komt het brandpunt nog verder achter de fovea te liggen. Accommoderen kan niet meer. De visus verslechtert. Zie tabel 2.1.

Vervolg casus

Het oogonderzoek van Patrick valt als volgt uit:

	zc	+0,50	-0,50
VOD	0,4	0,2	0,6
VOS	0,3	0,2	0,5

Dus, een lage visus zonder correctie die met een pluscorrectie nog verergert en met een mincorrectie duidelijk verbetert. Met -1.00 zou de visus zeer waarschijnlijk nog verder verbeteren. Hebt u geen 1.00-glas, dan kunt u nu testen met de stenopeïsche opening. Dan is een visus van 1.0 te verwachten. Waarom niet alleen de stenopeïsche opening testen? Omdat u dan niet weet om welke refractieafwijking het gaat en of dit klopt met de leeftijd en het verhaal.

Wat betekent dit?

De casus van Patrick is het klassieke verhaal van schoolmyopie: de oogbol groeit disproportioneel en wordt relatief lang, waardoor het brandpunt van evenwijdig invallende lichtstralen niet op de fovea ligt, maar ervóór, met als gevolg onscherp zien. Het oog kan dit niet zelf corrigeren, want negatief accommoderen is niet mogelijk.

Ook bij myopie is een erfelijke component aangetoond. Patricks vader blijkt ook myoop. De myopie van Patrick zal, zolang hij groeit, kunnen toenemen. Daarna niet meer, tenzij er sprake is van een pathologische, meestal hooggradige, myopie. Patrick zal nooit meer over zijn refractieafwijking heen groeien.

Schoolmyopie is niet iets om je druk over te maken. Verwijzing naar de opticien is dan ook verdedigbaar. Wel kan het goed bepalen van de visus ook op deze leeftijd nog lastig zijn, reden waarom sommigen verwijzing naar de oogarts/orthoptist prefereren.

Kinderen die op de voorste rij in de klas zitten en niet meer goed op het schoolbord kunnen lezen, hebben algauw bij onderzoek een visus van 0,4 of minder die een correctie van -1,00 D of meer vergt.

Tabel 2.1 Eenvoudige voorbeelden van diagnostisch refractioneren

Refractie	Entree van de patiënt		Met S+0,50			Met S−0,50		
	acc niet	acc wel	visus acc niet	acc wel	visus	acc niet	acc wel	visus
1 Emmetropie			1,0	0,5				1,0
2 Myopie 0,5D			0,6	0,3				1,0
3 Hypermetropie 0,5D			1,0	1,0				1,0
4 Hypermetropie 0,5D bejaarde			0,6	1,0				0,3

Verklaring der symbolen: het emmetrope oog (nr. 1) wordt gesymboliseerd met een cirkel. Het myope oog (nr. 2) met een overdreven lange lengteas. Het hypermetrope oog (nrs. 3 en 4) met een overdreven verkorte lengteas. Het punt F is de locatie van de foveola. De twee evenwijdig invallende lichtstralen symboliseren de invallende lichtstralen vanuit een punt in de verte.
In drie situaties wordt de visus bepaald: bij de entree van de patiënt (linkerkolom), met S+0,50 (middelste kolom) en met S−0,50 (rechterkolom).
Of het oog in die situatie wel of niet accommodeert, wordt aangegeven met 'acc niet' of 'acc wel'.

Casus

Naast Patrick zit Agnes, 10 jaar, ook op de voorste rij. Ook zij ziet niet goed. Het visusonderzoek wijst het volgende uit:

	zc	+0,50	−0,50	SO
VOD	0,4	0,3	0,5	1,0
VOS	0,4	0,3	0,5	1,0

Dit betekent dat Agnes veraf onscherp ziet, maar dat zij bij diagnostisch refractioneren niet volgens het geijkte patroon reageert, zoals bij myopie (verbetering met een minglas): de visus van Agnes blijft slecht (minder dan 0,2 vooruitgang met een 0,50 correctie). Daarentegen verbetert haar visus met de stenopeïsche opening (SO). Dit is het klassieke beeld van astigmatisme, dat wil zeggen ongelijke kromming van het corneaoppervlak met als gevolg geen brandpunt, maar brandlijnen op verschillende diepten in het oog. Astigmatisme ontstaat bijna altijd in de groeiperiode, vaak in combinatie met myopie. Een bril met cilinderglazen moet dat corrigeren.

Agnes wordt verwezen naar de optometrist met wie de huisarts goed samenwerkt. Ook bij Agnes geldt: als ze haar aandacht niet goed kan vasthouden tijdens het onderzoek is een verwijzing naar de orthoptist te overwegen.

Het beroep van optometrist is relatief nieuw. Deze heeft een hbo-opleiding en een BIG-registratie en is in staat tot onderzoek van het gehele oog (echter zonder mydriasis toe te passen). Verscheidene opticiens hebben het optometristendiploma gehaald, echter lang niet allen. Een opticien is op mbo-niveau opgeleid in de optometrie en oefent dit beroep op commerciële basis uit.

Casus	Sandra van den Heuvel is 24 jaar. Ze vertelt dat ze de laatste weken minder goed ziet. Ze heeft een bril voor veraf. Ze wilde naar de opticien, maar haar moeder had haar geadviseerd naar u te gaan. Ze voelt zich trouwens ook moe, maar wijt dat aan haar drukke leven.

Is de opmerking over het zien verontrustend?

Ja, dit is verontrustend. In het hoofdstuk over schoolmyopie is reeds gezegd dat minder goed zien op deze leeftijd, na de groei, ongewoon is en moet worden gewantrouwd. Met het stoppen van de groei neemt de myopie niet meer toe, met uitzondering van de hooggradige myopie (boven -5). Bij het ontdekken van een visusvermindering na de groei hoort een gewone myopie dan ook niet meer in de differentiaaldiagnose, tenzij het gaat om een al langer bestaande, maar niet eerder ontdekte myopie. U moet alert zijn op andere (oog)aandoeningen.

Vervolg casus

Gezien het 'niet pluis' is het dan ook beter om zelf visusonderzoek te doen en Sandra daarvoor niet naar de opticien te sturen.

Uw bevindingen zijn de volgende:

	ec	+0,50	-0,50
VOD	0,4	0,2	0,8
VOS	0,4	0,2	0,8

Uit het visusonderzoek blijkt dat er toch sprake is van een myopie. Is het dan toch loos alarm? Nee, ook nu nog moet de bevinding niet zomaar voor lief worden genomen, gezien het late ontstaan.

Slot casus

Verdere exploratie via de anamnese brengt bij Sandra klachten aan het licht die passen bij diabetes: dorst, veel plassen enzovoort. Het glucosegehalte in Sandra's bloed blijkt te hoog; er is sprake van myopisering door diabetes. U stuurt Sandra niet naar de opticien. Bij normalisering van het glucosegehalte normaliseert immers ook de visus en bij Sandra, die een bril draagt, betekent het dat haar visus wordt als voorheen. Een nieuwe bril voorschrijven zou dus verkeerd zijn.

De ooglens leeft op glucose. Bij hyperglykemie wordt de ooglens hyperglykemisch en zwelt, de brekingsindex neemt toe en het brandpunt van

evenwijdig invallende lichtstralen valt voor de fovea; ook het glucosegehalte van het glasvocht is verhoogd. Dit heeft een myopiserend effect (zie
hoofdstuk 6 over diabetes) .

Met andere woorden: bij patiënten boven de 18 jaar is visusvermindering altijd niet pluis. Dat wil zeggen dat er waarschijnlijk sprake is van een
neurologische of interne aandoening. De enige uitzondering is de lichte
myopie die al langer bestond, maar nu pas wordt ontdekt, zoals bij studenten die in de collegezaal pas ontdekken dat ze niet scherp zien.

Casus

*Jan de Vries, 24 jaar, is een kerngezonde man, die waterpolo speelt op wedstrijd-
niveau. Hij heeft harde contactlenzen voor zijn myopie die hij onder zijn sportbril
draagt in het water. Bij op- en afzetten van de bril gaat er echter nog weleens een
lens verloren en bovendien heeft hij laatst, vlak voor een belangrijke wedstrijd,
ontstoken ogen gehad en moest hij de lenzen uitlaten. Jan vraagt uw advies over
refractiechirurgie. Is dat aan te bevelen? Wat zijn de gevaren dan wel nadelen?*

Contactlenzen

Lenzen zijn er tegenwoordig in alle soorten en maten. In de ons omrin-
gende landen worden voornamelijk zachte lenzen gedragen. Nederland
is uniek in het hoge percentage harde ofwel vormstabiele lenzen (25
procent). De reden is dat de contactlensspecialisten deze lenzen goed
kunnen aanmeten, de aanpassing ambachtelijk en technisch heel goed is
en er bijgevolg weinig complicaties optreden. Voordeel van harde lenzen
is de preciezere refractiecorrectie die je ermee kunt bereiken en de gerin-
gere kans op infecties. Nadeel is dat de harde lens eerder beschadigt en
in een stoffige omgeving minder geschikt is omdat er vuiltjes onder de
lens kunnen komen. Sommigen 'voelen de lens steeds zitten', maar dat is
een kleine minderheid.

Zachte lenzen zijn er in soorten: permanente lenzen, maandlenzen,
weeklenzen, eendagslenzen. De laatste drie spelen in op het gegeven dat
mensen hun lenzen vaak niet goed genoeg verzorgen. Goede verzorging –
dat geldt voor alle lenzen van eendags tot permanent – houdt in:
• handen wassen voor in- en uitdoen;
• dagelijks de conserveringsvloeistof vervangen;
• de lenscontainertjes goed schoonhouden;
• lens niet langer dragen dan voorgeschreven.

Doet men dit niet, dan vergroot dat de kans op infecties.

Bij mensen die te lang, in jaren of uren per dag, zachte contactlenzen
dragen, kan er op een gegeven moment sprake zijn van *overwear*-klachten.
Deze ontstaan door het langdurig verminderd zuurstoftransport en een
verslechterde uitwisseling van voedings- en afvalstoffen tussen traanfilm
en cornea. Het comfort van de lenzen neemt af, de ogen worden rood en

soms verslechtert de visus. Bij onderzoek zijn vaatingroei vanuit de cornea-rand, de limbus en soms cornealaesies te zien, bijvoorbeeld een erosie of een keratitis punctata. Het enige dat helpt, is de contactlenzen uit laten. Vaak betekent dit het einde van het dragen van (zachte) contactlenzen.

Nachtlenzen zijn een speciale variant van de harde lenzen. Ze zijn bedoeld om de cornea 's nachts af te platten op zodanige wijze dat een matige myopie daarmee 'overdag' wordt gecorrigeerd.

Samenvattend zijn de kenmerken van 'hard' en zacht' de volgende.

Harde lens	Zachte lens
Goed op maat te maken	80 procent precies op maat
Men voelt de lens zitten (maar op den duur niet meer)	Men voelt de lens niet zitten
In aanschaf duurder (dan zacht), maar gaat langer mee. Op termijn dus goedkoper	Uiteindelijk duurder (daglenzen zijn veel duurder)
(Een tweede keer) exact na te maken	Minder nauwkeurige kopie
Verzorging nodig maar goed te doen	Verzorging simpel maar essentieel omdat vuil in de lens kan gaan zitten
Direct 'alarm' bij infecties en beschadigingen door roodheid en irritatie	Grotere kans op vaatingroei en infectie. De infectie wordt niet direct opgemerkt

Goed advies krijgt men bij een contactlensspecialist (zie www.anvc.nl). Dit is een opticien met een speciale aantekening. Hij heeft een tweejarige opleiding (een dag per week) gevolgd en is gecertificeerd. In de winkel moet het diploma zichtbaar zijn opgesteld.

Vervolg casus

Zoals gezegd: Jan verliest de lenzen nog al eens tijdens het sporten. Bovendien heeft hij vaak 'ontstoken ogen'. Wat die ontstoken ogen precies inhouden, is niet duidelijk. Het kan gewoon irritatie zijn van chloorwater. Ook kan de lens beschadigd zijn, waardoor deze over het oog krast. Het verdient aanbeveling dat u met de spleetlamp naar de cornea (laat) kijken. Dit kan in eerste instantie ook door de contactlensspecialist. Is er sprake van een erosie of van een (bijkomende) herpessimplexinfectie? In het ergste geval is er sprake van een (zeldzaam) ulcus corneae door beschadiging en bijkomende infectie. Dit verdient dan acuut verwijzing naar de oogarts.

Uitgangspunt blijft dat oogproblemen bij lensdragers een gevolg van de len-
zen zijn tot het tegendeel is bewezen.

Refractiechirurgie

Refractiechirurgie neemt een grote vlucht. Technische verbeteringen volgen elkaar in hoog tempo op. Werden er een decennium geleden stervor-
mige kervingen gemaakt in het stroma van de cornea, nu wordt de cornea
geremodelleerd door verdamping van een deel van het stroma. Het is voor
de huisarts niet doenlijk alle ins en outs bij te houden ter wille van de voor-
lichting aan patiënten. Beter is het de patiënt te verwijzen naar een op dit
gebied gerenommeerd centrum. De volgende adviezen zijn daarbij van nut.
- Raad mensen af via een medische citytrip de ingreep in het buitenland
  te laten uitvoeren, omdat de controle en eventuele nabehandeling dan
  niet zijn gegarandeerd. Bovendien is er doorgaans te weinig zicht op
  de kwaliteit.
- Laat de patiënt afgaan op het advies van de oogarts-operateur. Als
  deze refractiechirurgie afraadt, dan kan de patiënt beter niet marchan-
  deren om toch zijn zin te krijgen. De kans op een mislukking is dan
  groter.
- Het is handig als de patiënt van tevoren informeert naar de prijs en
  prijzen vergelijkt, en wat daarvoor wordt geboden (nacontroles en dergelijke) door verschillende instellingen.

De belangrijkste risico's van refractiechirurgie zijn de volgende.
- Het effect is minder dan gehoopt.
- De 'behandeling' schiet door: bijziend wordt verziend of omgekeerd.
  Dit kan overigens in tweede instantie weer worden gecorrigeerd.
- Er treedt infectie op.
- De cornea wordt troebel en moet getransplanteerd worden.

Bijwerkingen en risico's van refractiechirurgie zijn fors afgenomen met
het toenemen van de kennis over risico(factoren) en verbeterde technie-
ken en apparatuur. Gemiddeld is het risico op bijwerkingen 1 procent en
het risico op complicaties 0,01 procent.

Vervolg casus

De sport van Jan is een goede reden om refractiechirurgie te overwegen. Hij
vraagt ook naar de mogelijkheid van een lens ín het oog, (de zogenaamde 'phake
implantlenzen'). Of dit te verkiezen is, is afhankelijk van de mate van myopie.
Myopie groter dan 7 dioptrie wordt doorgaans behandeld met lensimplant. Ook
in het geval van een dunne cornea kan hiervoor worden gekozen. De risico's van
deze ingreep – infectie, glaucoom, lensluxatie – zijn nu nog iets groter dan die
van corneachirurgie. De beslissing hiertoe kan het best aan de refractiechirurg
worden overgelaten.

4 Refractie- en accommodatiestoornissen bij volwassenen: hypermetropie en presbyopie

Casus

De heer Den Dulk, niet-brildragend, is 40 jaar en werkt in de IT-sector. Hij komt omdat hij de laatste tijd veel last heeft van hoofdpijn. Bij navraag blijkt dit vooral 's avonds te zijn, na een dag beeldschermwerk. Ook ziet hij af en toe wat dubbel. Hij heeft een keer een 'computerbril' van zijn collega geleend en toen had hij 's avonds nergens last van.

Wat is belangrijk om te weten?

Wat verstaat meneer Den Dulk onder dubbelzien? Als dat 'echt' dubbelzien is – de patiënt ziet continu naast of boven elkaar staande beelden bij het kijken met twee ogen – dan is dat een ernstige zaak. Het kan een aanwijzing zijn voor een interne of neurologische aandoening. (Overigens bestaat ook monoculair dubbelzien. Dit ontstaat altijd door afwijkingen in de brekende media (cornea of lens).) Mensen noemen echter ook slecht zien, wazig zien of onscherp zien nogal eens 'dubbelzien'. Bij doorvragen heeft men het dan over wazige of onscherpe beelden, dansende letters, even moeten knipperen enzovoort.

Waar moet u aan denken en wat moet u doen?

Afgezien van het feit dat het ook om een niet-oogheelkundige afwijking kan gaan, zouden de klachten goed kunnen passen bij een tekortschietende accommodatie. De accommodatie, die het brandpunt naar voren haalt zodat het niet achter maar op de fovea valt, wordt met het ouder worden minder krachtig. Daardoor wordt scherp zien dichtbij minder lang volgehouden.

Vervolg casus

U besluit een visusonderzoek te doen. Dit onderzoek, inclusief diagnostisch refractioneren, levert het volgende op:

	ec	+0,50	-0,50
VOD	1,0	1,0	1,0
VOS	1,0	1,0	1,0

| Wat betekent dit? | Met een plusglas, dat het brandpunt naar voren haalt, vermindert de visus niet. De heer Den Dulk is dus hypermetroop: hij laat met +0,50 een halve dioptrie accommodatie vieren en ziet weer normaal. Anders gezegd, hij laat de accommodatie los en laat het glas het werk doen, met als resultaat eenzelfde visus. Met een minglas zou u dan een verslechtering verwachten, maar ook dat is niet waar. De heer Den Dulk is pas 40 jaar en heeft voor veraf nog genoeg accommodatiereserve over. Hij corrigeert dit minglas door een halve dioptrie extra te accommoderen. Als de heer Den Dulk ouder wordt, zal dat niet meer lukken, omdat het accommodatievermogen niet toereikend is. |

Het merendeel van de bevolking is licht hypermetroop. De top van de grafische verdeling ligt tussen +0,25 en +0,50 D. Veel volwassenen hebben een visusvermindering die uitsluitend op hypermetropie is terug te voeren.

| Wat hebben hypermetropie en accommodatie met elkaar te maken? | Bij hypermetropie is de oogas relatief te kort, het brandpunt van evenwijdig invallende lichtstralen, zien veraf, valt achter de fovea. Het oog accommodeert (refractie opplussen) en men ziet scherp. Bij accommoderen worden de ciliaire spieren aangetrokken, waardoor het netwerk waarin de lens is opgehangen ontspant (!) en de lens haar natuurlijke bolvorm kan aannemen. Zolang er voldoende accommodatievermogen is, bestaat er geen probleem. Het accommodatievermogen neemt echter af met de leeftijd tot bijna 0 bij patiënten tussen de 65 en 70 jaar oud (zie tabel 4.1). |

Tabel 4.1 Maximaal accommodatievermogen (in dioptrieën) in relatie tot de leeftijd (in jaren)

dioptrieën	18	14	10	7	4,5	2,5	1	0,2	0
jaren	0-1	10	20	30	40	50	60	70	75

| Wat is accommodatie? | De functie van het oog is het vormen van een scherp beeld op de retina (fovea). De optiek van het oog is steeds zodanig ingesteld dat voorwerpen op een bepaalde afstand scherp worden gezien. De accommodatie is niet anders dan het instellen van de optiek, opdat voorwerpen op een andere afstand scherp worden gezien. Dit accommoderen is een ingewikkeld feedbackmechanisme via de cortex cerebri, in gang gezet door de verstrooiingscirkel op de fovea. Het zijn uiteindelijk de uit het ganglion ciliaire efferente parasympathische prikkels die de accommodatie tot stand brengen. |

Accommodatie vormt met convergentie en miosis een vast triadepatroon. De parasympathische innervatie – accommodatie en miosis (nauwe pupillen) – is 10 maal krachtiger dan de sympathische innervatie, die voor mydriasis zorgt.

Parasympathicusverlamming met atropineachtige stoffen geeft dus cycloplegie (accommodatieverlamming) en mydriasis (wijde pupillen).

De parasympathicus stimuleren met pilocarpine veroorzaakt een miosis en een krachtige accommodatie, tot zelfs accommodatiekramp aan toe. Accommodatiekramp geeft een pijngevoel boven en in de ogen. De trias vermoeide ogen, soms verminderde visus en soms dubbelzien kan daarom een accommodatieprobleem zijn.

Ouderen hebben niet alleen een verminderd accommodatievermogen, zij accommoderen ook vertraagd, met name bij monoculair testen. Bij een dergelijke test treedt dan geen accommodatie op waar dat zou moeten gebeuren, terwijl deze accommodatie bij binoculair onderzoek wel optreedt. Waarschijnlijk is stereopsis bij binoculair zien een extra prikkel tot accommoderen bij ouderen.

Langdurig accommoderen gaat gepaard met klachten over onscherp zien, zich niet wakker voelen, vermoeidheid, niet goed kunnen werken en niet goed kunnen nadenken: asthenope klachten. Bureauwerk/computerwerk (dichtbij!) luxeert de asthenope klachten. Correctie van de hypermetropie, en dus scherp kunnen zien zonder continu te moeten accommoderen, is de eerste en meestal de enig noodzakelijke stap bij het behandelen van accommodatieproblemen.

Een niet-gecorrigeerde hypermetropie kan leiden tot accommodatiespasmen. De toestand is altijd binoculair. De patiënt klaagt over intermitterend slecht zien, vermoeide ogen, hoofdpijn, migraine, lichtschuwheid en dubbelzien. Het accommodatievermogen kan ook tijdelijk verminderd zijn: accommodatie-insufficiëntie. Dit komt voor bij gebruik van bepaalde medicamenten, NSAID's, na een koortsige ziekte, zelfs bij een griep, of een flink oogtrauma (tennisbal). De tot dan toe niet bekende hypermetroop bemerkt plotseling dat hij dichtbij niet meer goed kan zien.

Waarom is visusonderzoek alléén niet genoeg, maar moet u ook diagnostisch refractioneren?

Een hypermetrope patiënt jonger dan 65 jaar wordt bij visusonderzoek niet ontdekt, omdat het accommodatievermogen wordt ingezet, waardoor een visus van 1,0 of hoger wordt gehaald. Een stenopeïsche opening biedt hier dus ook geen soelaas.

Verder is bij een gevonden visusvermindering zonder diagnostisch refractioneren geen onderscheid te maken tussen refractieafwijking en oogaandoening. Ook met de stenopeïsche opening lukt dit niet geheel. Bij een corticaal cataract bijvoorbeeld kan de visus verbeteren met een stenopeïsche opening. De enige methode om hypermetropie bij mensen met accommodatievermogen te ontdekken en tevens onderscheid te maken tussen een refractieafwijking en een oogaandoening, is dus diagnostisch refractioneren.

Nog even terug naar de heer Den Dulk. Wat zouden de uitslagen van diagnostisch refractioneren bij hem zijn geweest op de leeftijd van 20 jaar, 65 jaar en 70 jaar?

		ec	+0,50	-0,50
20 jaar	VOD	1,0	1,0	1,0
65 jaar	VOD	1,0	1,0	0,5
70 jaar	VOD	0,7	1,0	0,4

- Leeftijd 20 jaar: hij is hypermetroop, maar merkt daar niets van. Hij heeft veel accommodatiereserve.
- Leeftijd 65 jaar: hij is hypermetroop en corrigeert met accommoderen, wat blijkt, als boven, met S+0,50. Hij kan echter met S-0,50 niet nog een halve dioptrie extra accommoderen. De visus vermindert.
- Leeftijd 70 jaar: hij is hypermetroop, kan dit gebrek niet corrigeren door te accommoderen en ziet slecht. Met S+0,50 ziet hij 1,0. Dat er geen accommodatievermogen meer is, blijkt met S-0,50; de visus wordt slechter.

Belangrijk is dus dat met alleen visusonderzoek de hypermetroop tot een zekere leeftijd – afhankelijk van de mate van hypermetropie – niet door de mand valt: de visus (zien veraf) is goed, bij de heer Den Dulk tot ongeveer 65 jaar. Als hij op zijn zeventigste minder ziet, is dat of te wijten aan een onvermogen tot accommoderen of aan een oogaandoening. Zonder onderzoek mag men een verminderde visus op die leeftijd in elk geval niet 'voor lief' nemen! Een 80-jarige zonder macula-afwijking, cataract en met een juist gecorrigeerde refractieafwijking, moet een normale visus hebben.

Vervolg casus

Wat vertelt u de patiënt? De heer Den Dulk wil natuurlijk begrijpen wat er aan de hand is. Nu is hypermetropie aan patiënten uitleggen niet eenvoudig, maar u kiest een formulering waarvan u weet dat hij over het algemeen goed begrepen wordt. U bespreekt met de heer Den Dulk dat hij verziend is en dat hij daarom, bij wijze van spreken, alleen ontspannen áchter de horizon kan kijken. 'Uw oog moet zich dus al inspannen om in de verte te kijken,' legt u uit. 'Voor alles wat dichterbij is, moeten uw ogen zich nóg meer inspannen: bij tv-kijken, bij het lezen van een computerscherm en helemaal bij het gewoon lezen. Daar ontstonden bij u dan ook de problemen. Nu ervaart u alleen maar last: vermoeide ogen of hoofdpijn of geen zin hebben in lezen. Later komt een fase dat uw ogen het niet meer volhouden: lezen lukt dan als eerste niet meer. Net als alle verziende mensen bent u dus vroeg aan de leesbril.'

Patiënten als de heer Den Dulk zullen op oudere leeftijd ook moeite krijgen met tv-kijken en op 65-jarige leeftijd hebben zij ook voor zien in de verte een bril nodig.

Casus *Mevrouw Van Santen is brildragend en 52 jaar. Ze komt omdat ze niet meer goed kan lezen. Ze vraagt zich af of ze nu toch aan de leesbril moet.*

Is deze vraag ongewoon? Mevrouw Van Santen is laat: 45 jaar is de leeftijd waarop een emmetroop doorgaans een leesbril krijgt. De variatiebreedte is smal, dus het is een reële vraag waarom mevrouw Van Santen nu pas komt.

Vervolg casus *U bekijkt de bril van mevrouw Van Santen goed en ziet dat het een bril is voor myopen: als u de bril boven een receptpapiertje houdt, ziet u de letters verkleind. Draaien van de bril demonstreert een eventueel cilindrisch glas. Ziet ze goed dichtbij indien ze de bril afzet? Dat beaamt ze, maar de laatste tijd lukt dat steeds minder, geeft ze toe. Daarom komt ze nu (pas)! De gezichtsscherpte met haar eigen correctie blijkt bij het visusonderzoek goed. Haar klachten duiden op presbyopie.*

Wat moet u onderzoeken? Klaagt de patiënt over problemen bij het lezen, dan hoeft dat niet door u geobjectiveerd te worden met een zogeheten 'leesproef'. Die geeft niet meer informatie dan wat de patiënt zelf vertelt. De opticien zal de sterkte van de leesbril, of de leesadditie, vaststellen. Tegenwoordig zijn leesbrilletjes voor weinig geld te koop in warenhuizen en dergelijke (+0,50 tot -3,50). Het is verdedigbaar dat de emmetrope presbyoop dat eerst probeert. Ziet men daarmee niet goed, heeft men een beroep of hobby waarbij perfect zien dichtbij een vereiste is of heeft men een afwijkende hoofdvorm (waardoor geen standaard pupilafstand) dan doet men er beter aan naar een opticien/optometrist te gaan.

Presbyopie Presbyopia betekent 'oud oog'. Iedereen krijgt op een leeftijd van ongeveer 45 jaar moeite met zien dichtbij, meestal het lezen van kleine letters. De klacht is dan slecht zien, dubbelzien, hoofdpijn, vermoeidheid bij lezen of 'te korte armen'. Myopen zetten boven de leeftijd van 45 jaar ineens hun vertebril af om te lezen, want zij hoeven dichtbij minder te accommoderen.

Presbyopie is het stugger worden van de lens, die niet meer de natuurlijke bolvorm aanneemt op het moment dat de ciliairspieren aanspannen (accommodatie), waardoor het netwerk waarin de lens hangt slapper wordt. De lens blijft dus ovaler van vorm en bij dichtbij zien is daardoor minder (gemakkelijk) scherp te stellen.

De normale leesafstand is 40 cm. Vanaf oneindig tot 40 cm is 2,5 dioptrie accommodatiebereik nodig. We worden geboren met een accommodatievermogen van ongeveer 17 dioptrie. Dat neemt af met het ouder worden. Op een leeftijd van ongeveer 45 jaar passeren de emmetropen de 2,5 D-grens en dient de behoefte aan een zogeheten 'leesadditie' zich aan. Op een leeftijd van 65 tot 70 jaar is, zoals gezegd, het accommodatievermogen nagenoeg nul.

Hoe luidt het advies aan mevrouw Van Santen?	De presbyoop is geholpen met een eenvoudig leesbrilletje. Brildragers krijgen een leesadditie in hun bril. Aan een dergelijke bifocale bril moeten patiënten vaak wennen. Dat is nog meer het geval bij multifocale glazen. Dit zijn computergestuurd geslepen glazen met boven het midden een correctie voor veraf en onder het midden addities voor dichterbij. De leesadditie is altijd rechts en links gelijk.

Slot casus

U maakt mevrouw Van Santen erop attent dat zij bij de opticien moet kiezen welke glazen zij in haar bril gaat laten zetten, en dat zij daar van tevoren over moet nadenken, ook gezien het verschil in prijs. Neemt zij een aparte bril voor veraf en een tweede voor dichtbij? Neemt zij bifocale of multifocale glazen? Hoeveel geld is zij bereid uit te geven?

Elk beroep heeft zijn eigen bril. De elektricien die een bundel van kleurgecodeerde fijne kabels moet ontcijferen, is niet geholpen met een gewone leesadditie van slechts 2,5 dioptrie, en een kraanmachinist is weinig geholpen met bifocalen.

Visusstoornissen bij ouderen: cataract en maculadegeneratie

Casus

Mevrouw Miedema, brildragend, is 60 jaar oud. Ze ziet minder goed, is naar de opticien geweest, maar die had haar aangeraden haar ogen te laten nakijken door de oogarts. Hij kon haar bril niet verbeteren. Ze vraagt om een verwijskaart en hoewel u mevrouw Miedema waarschijnlijk wel zult verwijzen, doet u toch graag zelf een oogonderzoek om de mate van spoed van een oogconsult te kunnen inschatten. De uitkomst van het visusonderzoek is als volgt:

	ec	+0,50	-0,50
VOD	0,4	0,4	0,3
VOS	0,7	0,6	0,4

Wat betekent dit?

Uit uw onderzoek blijkt dat met sferische lenzen geen verbetering optreedt. Er moet dus sprake zijn van een oogaandoening. Dat is in feite uw belangrijkste conclusie. De redenering gaat nu als volgt verder. Zeker is dat het centrale zien is gestoord, want dat wordt gemeten met de visustest. Dit betekent dat alleen die oogaandoeningen in aanmerking komen die het centrale zien storen. Van de veelheid van oogaandoeningen blijven er dan maar enkele over. De meest voorkomende oogaandoeningen die op deze leeftijd het centrale zien verstoren, zijn cataract en maculadegeneratie. Geheel onder aan de lijst staan: diabetische retinopathie, hypertensieve retinopathie en glaucoom. Deze spelen zich lange tijd juist in de periferie af.

Om lens en retina goed te kunnen beoordelen, is onderzoek met een spleetlamp met een vergroting 16 maal en een indirecte funduscoop met +20D-lens nodig.

Is cataract te zien met gewoon doorvallend licht?

Het opsporen van cataract met doorvallend licht past bij een tijd dat staar uitrijpte en bij doorvallend licht een witte troebeling liet zien. Die tijd is voorbij. Voor het opereren van staar is uitrijpen niet meer nodig, zelfs onwenselijk. Bovendien accepteren mensen visusverlies minder, en met recht! Het ouder worden brengt vele ongemakken met zich mee en het verlies van gezichtsvermogen telt zwaar: ook de mobiliteit, het valrisico, de rijvaardigheid en het gehoor (liplezen) worden erdoor beïnvloed. Het visusverlies dat de patiënt net niet meer acceptabel vindt en de wachtlijst bij de oogarts bepalen tegenwoordig het tijdstip van operatie. U moet dat met de patiënt bespreken. Om dat goed te kunnen doen, moet u zich een beeld vormen van het vorderen van de lenstroebeling. Is de visusvermindering wel geheel toe te schrijven aan het cataract of zijn er misschien ook nog macula-afwijkingen? Die vraag kan alleen beantwoord worden na onderzoek met spleetlamp en funduscoop.

Vervolg casus

Bij onderzoek met de spleetlamp ziet u spaakvormige lenstroebelingen (wit bij zijwaarts invallend licht, zwart tegen een rode achtergrond bij doorvallend licht). In het rechteroog reikt een van de 'spaken' tot in het midden van de lens. Bij fundoscopie zijn in de macula geen afwijkingen te zien.

Wat is de diagnose en wat betekent dit?

Het beeld past bij een corticaal cataract.

Er bestaan drie vormen van ouderdomscataract, die van elkaar kunnen worden onderscheiden:

1 corticaal cataract is spakenstaar, in de schors van de lens;
2 nucleair cataract is kernstaar, in de kern van de lens;
3 subcapsulair cataract zit tegen het achterste lenskapsel aan.

Alle drie vormen komen vaak voor, ook in combinatie. Het corticale en het nucleaire cataract ontwikkelen zich langzaam, in de loop van jaren. Het subcapsulair cataract ontwikkelt zich veel sneller dan de andere twee. Het komt vaker voor bij diabetes mellitus, bij langdurig corticosteroïdgebruik en (jaren) na een oogtrauma. Wie 10 jaar geleden een tennisbal tegen het oog kreeg, kan opeens, binnen enkele maanden, aan dat oog blind raken ten gevolge van een subcapsulair cataract.

Bij nucleair cataract kan door de harde kern de lens boller worden. Bij diagnostisch refractioneren kan daardoor – onverwacht op deze leeftijd – verbetering optreden met een minglas. De stenopeïsche opening geeft, bij corticaal cataract, ook een scherper beeld, nu door uitschakeling van strooilicht door de spaken.

Vervolg casus

Bij mevrouw Miedema blijkt na onderzoek een typisch corticaal cataract te bestaan. U verwijst haar naar de oogarts zonder spoed. Twee maanden later krijgt u bericht dat ze een cataractoperatie heeft ondergaan.

Welke behandelmethoden zijn er voor cataract?

Vroeger werd de uitgerijpte, harde lens met kapsel en al uit het oog verwijderd: de intracapsulaire lensextractie. Deze techniek wordt al getoond op platen van de Egyptenaren en de Grieken. De laatste decennia blijft het lenskapsel in situ en is er ook niet meer sprake van een klassieke extractie. Door een kleine incisie (2,2-2,5 mm) langs de limbus wordt een opening gemaakt in het voorste kapsel. Met behulp van een snel trillende naald wordt de lens geëmulsificeerd en opgezogen. Het schone lenskapsel dient vervolgens ter fixatie van de intraoculaire lens. Deze lens kan in opgevouwen/opgerolde vorm via dezelfde kleine incisie worden geïmplanteerd.

Er is wel een bril met leesadditie nodig, hoewel men tegenwoordig ook bifocale, trifocale of accommoderende lenzen implanteert! Vanuit het (achterste!) lenskapsel kunnen later strengen of draden groeien (migrerende kapselepitheelcellen) die er bij onderzoek met de spleetlamp uitzien als ijsbloemen op de ruit. Dit noemt men 'nastaar'. Met een disruptielaser (geen coagulatielaser, zoals voor de retina wordt gebruikt) wordt met hoge energie centraal een heldere opening in het achterste kapsel gemaakt. De staaroperatie zelf duurt ongeveer een kwartier. Lokale verdoving – er zijn meer soorten, waaronder tegenwoordig ook druppels – verdient (bij ouderen) de voorkeur. Veel patiënten zien daartegen op, maar de meesten valt het achteraf erg mee.

Postoperatief is er altijd sprake van een milde ontstekingsreactie. De patiënt krijgt in verband hiermee altijd een corticosteroïd en – preventief – een antibioticum mee, evenals een NSAID, ter voorkoming van cystoïd maculaoedeem.

Casus

Mevrouw De Vries, brildragend, is 70 jaar en ziet de laatste tijd veel slechter. Of het links is of rechts kan ze niet precies zeggen. Ze wil graag dat u haar ogen nakijkt.

'De laatste tijd veel slechter' is een vage aanduiding, maar veel mensen komen niet verder. Hoewel de oogheelkundige anamnese soms verrassende en belangwekkende dingen oplevert (vroeger lui oog, gisteren zag ik nog goed), is dit minstens zo vaak niet het geval. Uit de anamnese van mevrouw De Vries wordt u niet veel wijzer. Het lijkt in elk geval niet om een plotseling ontstaan visusverlies te gaan. Een visusonderzoek is aangewezen. De uitkomst is als volgt:

	ec	+0,50	-0,50
VOD	< 0,1	< 0,1	< 0,1
VOS	0,5	0,7	0,4

Wat moet u hiervan denken?

Dit is schrikken, maar niet ongewoon. Zelfs een forse visusvermindering, zoals die aan het rechteroog, wordt soms niet opgemerkt, of pas als met het andere oog plotseling minder wordt gezien.

Differentiatie door de huisarts beneden de 0,1 is niet aan de orde: minder dan 0,1 is maatschappelijk blind, en alledaags gezegd: gewoon slecht. Alleen bij zogeheten 'low-vision-onderzoek' wordt hiermee verder gewerkt, in het kader van hulpmiddelentoewijzing. Uit het visusonderzoek en het diagnostisch refractioneren bij mevrouw De Vries kunt u dus concluderen dat er sprake is van een oogaandoening aan het rechteroog. Links mogelijk ook, hoewel er sprake is van nog een lichte ondercorrectie van de hypermetropie: een beetje meer plus levert een betere visus op.

Vervolg casus

Om de aard van de oogaandoening te achterhalen, onderzoekt u mevrouw De Vries met de spleetlamp en indirecte funduscopie met de +20D-lens. Met de spleetlamp ziet u enige lenssclerose, in beide ogen ongeveer gelijk. Bij funduscopie ziet u in het rechteroog bloedingen in de macula, in het linkeroog ziet u in de macula ronde witgelige plekken: drusen (vetneerslagen), maar ook een bloedinkje. U concludeert dat u te doen hebt met een natte maculadegeneratie rechts, tekenen van een droge maculadegeneratie links, maar misschien ook al het begin van een natte (bloedinkje).

Wat is maculade- generatie en hoe herkent u het?

De macula wordt gevoed vanuit de choriocapillaris. Voedingsstoffen diffunderen door de membraan van Bruch, die de scheidslijn vormt tussen de retina en de vaatlaag daaronder, de choroidea. Ze voeden het pigmentblad. Bij maculadegeneratie ontstaan veranderingen van deze membraan. Er vormen zich neerslagen van lipiden, hyaline en dergelijke. De membraanveranderingen verhinderen de voeding vanuit de choriocapillaris. De neerslagen prikken op een gegeven moment door het pigmentblad heen; bij funduscopie zijn dan drusen te zien. Dit is droge maculadegeneratie.

Door vaatlekkage en de degenererende membraan kunnen oedeem en vaatnieuwvorming ontstaan, met kans op bloedingen. Dit is natte maculadegeneratie.

In 80 procent van de gevallen gaat het om een droge, in 20 procent om een natte vorm. In 15 procent van de gevallen gaat de droge vorm in tweede instantie alsnog in de natte over. Is één oog aangedaan dan volgt in vele gevallen (ongeveer in 10 procent per jaar) ook het tweede oog.

Grove maculapathologie, zoals aan het rechteroog van mevrouw De Vries, mist men niet snel; bij maculadegeneratie in het beginstadium is die kans veel groter. Definitieve maculadiagnostiek ligt buiten het bereik van de huisarts, want dit vereist het maken van een OCT, (*optical coherence tomography*, voor het aantonen van 'reliëf' in de macula) en een fluorogram (voor het aantonen van neovascularisaties). De huisarts heeft echter wel een taak in het opsporen van maculadegeneratie. Doet men zelf de funduscopie, dan moet men een goed beeld hebben van wat een puntgave macula is. Een mooie macula heeft een egaal, viltig aspect, met centraal een putje waar zich de fovea bevindt.

Welke andere onderzoeken zijn mogelijk en wat is hun waarde?

De klachten bij maculadegeneratie worden niet altijd duidelijk verwoord. Men zegt soms alleen dat men minder ziet, zoals mevrouw De Vries. Alertheid is geboden als men klaagt over een donkere vlek in het centrale gezichtsveld of verkromming van rechte lijnen (metamorfopsie). Met de Amsler-test zijn dit soort afwijkingen aan te tonen, maar het omgekeerde geldt niet: de Amsler-test is lang niet altijd positief bij maculadegeneratie.

Hoe voert u de Amsler-test uit?

- Voer de test allereerst uit op het oog waar men niet over klaagt. De patiënt begrijpt dan beter wat de bedoeling is en wat hij moet kunnen zien.
- Voer de test uit op leesafstand. Bij ouderen moet u dus corrigeren met leesadditie (laat de oudere de leesbril opzetten en het andere oog dan afdekken). Het alternatief is een pasbril en +2,5 dioptrie leesadditie voor het te onderzoeken oog en een afdekglaasje voor het andere.
- U houdt de Amsler-kaart, zwart met witte lijnen, op 40 centimeter afstand en u vraagt de patiënt het centrale puntje te fixeren, en dan aan te geven of:
  - het midden en de hoeken worden gezien;
  - alle lijnen recht zijn;
  - er geen vlekken of lege plekken zijn.

Als de patiënt aangeeft dat in bepaalde gebieden de rechte lijnen krom worden gezien, is dit een teken van een onregelmatig retinaoppervlak, meestal ten gevolge van maculadegeneratie.

Wat kan er aan maculadegeneratie gedaan worden?

De droge vorm is nog steeds onbehandelbaar, al beijvert men zich oorzakelijke factoren te beïnvloeden: diabetes, hypertensie, roken, slechte voeding (met name te weinig verse groente). De voedingstheorie markeert de aanwezigheid van vrije radicalen, die de gevoeligheid van de retina voor ultraviolette straling zouden vergroten. Bepaalde groenten zouden deze wegvangen. Deze theorie stoelt echter niet op een robuuste bewijsvoering.

Tot voor kort bestond de behandeling van een natte maculadegeneratie uit het laseren van de vaatnieuwvormingen. Tegenwoordig is de intraoculaire toediening van zogenaamde 'anti-vasculaire-endotheel-groeifactor-middelen' (anti-VEGF-middelen), ranibizumab (Lucentis®) en bevacizumab (Avastin®) de behandeling van voorkeur. Deze middelen stoppen de groei van de vaatnieuwvorming, waardoor de achteruitgang van de visus tot staan wordt gebracht. Zelfs verbetering van de visus wordt in grootschalig onderzoek gerapporteerd. Met de introductie van deze middelen is de noodzaak van alert reageren van de huisarts bij klachten van visusverlies toegenomen!

Is eenmaal ernstig visusverlies door maculadegeneratie door de oog-arts bevestigd, dan is verwijzing voor *low-vision*-onderzoek en -hulp aan te bevelen. Het onderzoek wordt gedaan door de instituten voor blinden en slechtzienden die in heel Nederland te vinden zijn (zie www.visio.nl).

De hulp is gebaseerd op de drie factoren die het zien van een object bepalen:

1   de grootte van het object;
2   de sterkte van de lichtbron;
3   het contrast tussen het object en de omgeving.

De grootte is manipuleerbaar door een bril, eventueel de telescoopbril. Extra winst is te verwachten van felle lichtbronnen en aanbrengen van contrast, bijvoorbeeld felgekleurde onderzettertjes onder een glas. Het is indrukwekkend wat hiermee aan verbeteringen te bereiken is. Ver-der blijft maculadegeneratie een enorme handicap en een doortrapte tegenspeler: waar men het oog op richt, wordt onzichtbaar. Nu mensen zoveel ouder worden en met behandelingen een steeds beter effect wordt bereikt, is het alleszins de moeite waard om lichte vormen tijdig te onder-kennen.

Vervolg casus   *U verwijst mevrouw De Vries met het vermoeden van natte maculadegeneratie met spoed naar de oogarts (binnen 1 week). Als alleen sprake was geweest van een droge vorm, dan was spoed niet aangewezen.*

6   Diabetes

Casus

De heer Van Oord, 77 jaar, is al 10 jaar diabeet, NIDDM (niet-insulineafhankelijk), waarvoor hij metformine krijgt. Hij heeft een overgewicht (BMI 27, buikomvang 105 cm). Hij houdt erg van eten en houdt zich niet goed aan de adviezen voor gezonde voeding. Geregeld heeft hij een verhoogd Hba1c, zijn tensie is gemiddeld 142/88. Zijn vetspectrum is met een statine fraai gereguleerd.

Hij wordt jaarlijks gecontroleerd op diabetische retinopathie, waarbij nooit afwijkingen werden geconstateerd, maar hij heeft al twee keer de controles overgeslagen wegens een langdurig ziekbed van zijn vrouw. Inmiddels is zijn vrouw overleden.

Hij komt nu op het spreekuur omdat hij zich erg beroerd voelt. Het lijkt op een griep die niet overgaat. Ook ziet hij slecht. Hij ziet er verwaarloosd uit. Bij onderzoek blijkt de niet-nuchtere glucose 18,0 mmol.

Het onderzoek brengt de volgende visusafwijkingen aan het licht:

	ec	+0,50	-0,50
VOD	0,5	0,4	0,8
VOS	0,5	0,4	0,8

Wat betekent dit?

De visus is verminderd, meer dan passend bij de leeftijd. De visus verslechtert met een plusglas en verbetert met een minglas. Dat laatste past bij een verhoogd glucosegehalte in het glasvocht en de lens (glucose pp 18,0) waardoor de breking versterkt en er een myopisering optreedt. Bij ouderen met een plots verslechterende visus waarbij een zogenaamde 'myopie' wordt geconstateerd, moet altijd eerst worden gedacht aan diabetes. Een 'primaire' myopie ontstaat immers op de schoolleeftijd.

Zou de suiker niet fors verhoogd zijn, dan komt als eerste kerncataract in aanmerking. Het extra bollen van de lens, door de harde en groeiende kern, geeft ook een myopiserend effect. Dit is echter een meer geleidelijk proces. De prevalentie van cataract boven de 75 jaar is meer dan 30 procent. Het speciaal bij diabetes (en bij corticosteroïdgebruik en trauma) voorkomende subcapsulaire cataract komt veel minder voor.

Diabetische retinopathie kan zeker aanwezig zijn, maar stoort in aanvang niet het centrale zien. Immers, beginnende diabetische afwijkingen van de retina zoals microaneurysmata, bloedinkjes en eventueel exsudaties of *cotton-wool*-spots, kunnen zich bevinden buiten de foveale zone en op deze manier het centrale zien niet verminderen. Uiteraard wel als er daadwerkelijk centrale afwijkingen zijn in de vorm van diabetische maculopathie door bloedingen en oedeem, of als er een (glasvocht)bloeding optreedt. Omdat de patiënt niets merkt, is screenen noodzakelijk.

Vervolg casus

U voert onderzoeken uit bij de heer Van Oord, waaruit de volgende resultaten naar voren komen.
Spleetlamponderzoek: enig corticaal cataract beiderzijds.
Funduscopie:
- *papillen: cup-disk-ratio 4/10;*
- *macula geen afwijkingen.*
Vaten: microaneurysmata zowel in rechteroog (3) als linkeroog (2).
Oogdruk: 18 mm Hg bdz.

Wat betekent dit?

Het retinabeeld toont microaneurysmata in beide ogen. Deze zijn te zien bij (indirecte) fundoscopie (groen licht) en nog eens van dichterbij te bekijken met de directe funduscoop of met de 90D-lens voor de spleetlamp. Tegenwoordig wordt bij diabeten jaarlijks een fundusfoto gemaakt. Meer dan één microaneurysma in een oog is reden tot verwijzing. Meneer Van Oord heeft een normale cup-disk-ratio van de papil(zie over de cup-disk-ratio hoofdstuk 8).

Bij meneer Van Oord zijn er verscheidene oculaire gevolgen van zijn diabetes aanwijsbaar (cataract, retinopathie), wat een verwijzing naar de oogarts extra rechtvaardigt.

Diabetische retinopathie komt veel voor, meer bij diabetes mellitus type 1 (40 procent) dan bij diabetes mellitus type 2 (20 procent). Na 15 jaar diabetes mellitus is 2 procent van de patiënten blind en heeft 15 procent een ernstige visusvermindering. Als oorzaak van blindheid op latere leeftijd staat diabetische retinopathie op de eerste plaats. De duur van de diabetes is belangrijker dan de gemiddelde glucosewaarden. Toch heeft ook de regulering van de glucosespiegel invloed.

Pathofysiologisch gaat het om microangiopathie, met name van de capillairen, waarbij zowel afwijkingen van de vaatwand als in de bloedsamenstelling een rol spelen. Gevolg is zowel occlusie als lekkage. De occlusie leidt tot non-perfusie van de haarvaten waardoor arterioveneuze shunts (als bypass) en neovascularisaties ontstaan. De lekkage leidt tot bloedingen, oedeem (soms in de macula) en harde exsudaten.

De therapie is sterk in beweging. Niet lang geleden werd bij bijna iedereen laserfotocoagulatie toegepast. Een aantal jaren geleden hebben anti-VEGF-middelen (zie hoofdstuk 5) hun intrede gedaan. Deze verminderen vaatlekkage en remmen de neovascularisaties. Zowel de laser als de anti-VEGF-middelen hebben nu een plaats.

Een belangrijk onderdeel van de aanpak is ook het behandelen van een eventuele hypertensie en hyperlipidemie en het waken over de nierfunctie. Dat laatste is heel belangrijk. De retinale en nefronale vaatafwijkingen doen zich namelijk voor op grond van dezelfde pathofysiologie.

Vervolg casus

Na adequaat instellen van de diabetes van de heer Van Oord dienen de visus en de retina opnieuw beoordeeld te worden.

Vaatafwijkingen in de retina

Mevrouw Liem, 72 jaar, komt maandagmorgen op het spreekuur vertellen dat ze afgelopen zondag op de huisartsenpost is geweest omdat ze plotseling blind werd aan haar rechteroog. Ze is enorm geschrokken. De huisartsenpost heeft haar meteen doorgestuurd naar de oogarts die haar direct die zondag nog heeft gezien. Hij constateerde een afsluiting van een bloedvat in het oog. Ze ziet nog steeds helemaal niets. Ze moet komende vrijdag terugkomen, maar ze wil toch wel graag nu al wat meer informatie over hoe het nu verder zal gaan. U hebt wel bericht van de huisartsenpost maar niet van de oogarts. U belooft na het spreekuur te bellen.

Navraag bij de oogarts levert de volgende informatie op: mevrouw heeft een occlusie van de arteria centralis retinae (central retinal artery occlusion (CRAO)). Een centrale occlusie betreft het gehele gezichtsveld, in tegenstelling tot een branch retinal artery occlusion (BRAO) waarbij infarcering van het verzorgingsgebied van de betreffende tak optreedt.

Ze ziet nu minder dan 0,1 met haar rechteroog. De kans dat het rechteroog nog verbetert, is uiterst gering. Met haar linkeroog ziet zij gelukkig nog 1,0. In de retina links zijn echter tekenen van arteriosclerose te zien. Het is, aldus de oogarts, zaak om streng het vasculair risicomanagement ter hand te nemen. De oogarts vermeldt verder dat hij geen tekenen van arteriitis temporalis heeft kunnen constateren. Ook u is daar niets van bekend. Dan is de plaque waar de embolie uit afkomstig is ofwel het hart (fibrilleren) ofwel de arteria carotis interna, aldus de oogarts, en aangezien ze niet fibrilleert is een doppler van de carotis aangewezen. U zegt het ter hand te zullen nemen.

Afsluiting van een arterie (eigenlijk arteriole) in de retina is ernstig. Het leidt tot gedeeltelijke gezichtsvelduitval of blindheid die zich na het incident niet meer herstelt. Het gaat om 8,5 nieuwe gevallen per 100.000 per jaar. De oorzaak is een embolie, afkomstig uit carotis of hart, dan wel een bloedvatontsteking –arteriitis temporalis – of nog wat zeldzamer oorzaken. Een embolie afkomstig van de arteria carotis heeft arteriosclerose, plaquevorming, als oorzaak. Lang niet altijd zijn er ook tekenen van arteriosclerose in het oog: vernauwde vaten, wisselende reflex en onregelmatig kaliber van de vaten, en de zogenaamde 'Gunn-Salesfenomenen': afwijkingen ter hoogte van de arterie-vene-overkruisingen.

De behandeling bestaat uit:
- een goede cardiovasculaire risicocontrole, met ook aandacht voor eventuele eindorgaanschade in de nier, omdat er een parallelle arteriosclerose kan bestaan, met een nierfunctiestoornis tot gevolg;
- bloedverdunning met trombocytenaggregatieremmers.

Zoals eerder gezegd is de prognose ongunstig en de oogheelkundige invaliditeit groot. Verwijzing naar een *low-vision*-centrum (www.visio.nl) is aangewezen. Echter, ook het sterfterisico voor cardiovasculaire aandoeningen is verhoogd (zie verder).

Casus

Meneer Gonzalez, 56 jaar, Spanjaard van origine, komt voor zijn diabetescontrole. Daarin zit ook een oogonderzoek dat u zelf uitvoert. De visus is beiderzijds 1,0. Het onderzoek met de spleetlamp laat zien dat de lenzen helder zijn. Er zijn geen tekenen van cataract, dus met name niet van een subcapsulair cataract. Bij funduscopie worden geen microaneurysmata gezien, ook niet met groen licht (zwart oplichten van de bloedvaten). Wel is er in het linkeroog een 'oude' venetaktrombose te zien. Die was er bij de vorige controle, een jaar geleden nog niet. De niet-aangedane vaten zijn verder niet afwijkend.

Een venetaktrombose, incidentie 4,5, is het gevolg van een trombus in een tak van een retinale vene. Deze trombus ontstaat doorgaans op een kruising van een arterie en een vene. Als de arterie enigszins sclerotisch wordt, drukt deze de vene dicht, waarna werveling en soms trombusvorming optreedt. Als het vat wordt afgesloten treedt voor de stop vocht, vet en bloed uit. Dit is duidelijk zichtbaar in het retinale beeld. Als de afsluiting één van de vier venetakken betreft (*branch retinal vein occlusion*, BRVO) is de schade te overzien. De patiënt merkt niets of ziet een vlek in het perifere gezichtsveld (eventueel op te sporen met de Amsler-kaart). Is een tak afgesloten vanaf de hoofdstam, dan is er wel visusverlies, met name door maculaoedeem, door het uitzakken van het uitgetreden serum. Dit verlies herstelt soms. Indien de hoofdstam is getromboseerd (*central retinal vein occlusion*, CRVO) is de visus veel ernstiger gestoord en is herstel minder waarschijnlijk.
Er bestaat een verhoogde kans op een veno-occlusie bij:
- een verhoogd cardiovasculair risico, met name hypertensie en hyperlipidemie;
- arteriosclerose (in het oog of elders);
- diabetes;
- glaucoom (doordat de vene ter hoogte van de papilrand wordt dichtgeknepen);
- nog enkele zeldzamer afwijkingen.

Behandeling

De behandeling bestaat bij BRVO uit anti-VEGH-injecties bij maculair oedeem en focale laser bij (mid)perifere lekkage of ischemie. De behandeling bestaat bij CRVO, indien er sprake is van ischemie, uit panretinale lasercoagulatie ter voorkoming van neovasculaire complicaties zoals neovasculair glaucoom.

U hebt een hoofdrol bij cardiovasculair risicomanagement, en bij een eventuele diabetesbehandeling. Van bloedverdunning is het preventieve effect voor recidieven niet aangetoond. Er is dan zelfs een verhoogd risico op (retinale) bloedingen.

Casus

Meneer El Hamroui, 38 jaar, zegt wazig te zien sinds een aantal dagen. Hij kan zijn werk als buschauffeur eigenlijk niet meer doen, zo. Hij heeft zich vanmorgen dan ook ziek gemeld. Uw onderzoek levert de volgende resultaten op:

	ec	+0,50	-0,50	SO
VOD	0,2	0,1	0,1	0,1
VOS	0,2	0,1	0,1	0,1

Bij onderzoek blijkt er sprake van papiloedeem beiderzijds, met verder afwijkingen van het retinale vaatstelsel: wijde venen, nauwe arteriën, harde en zachte exsudaten en bloedingen. Dit beeld past bij maligne hypertensie. De bloeddruk die de huisarts meet, is dan ook 240-160. Meneer heeft een fors overgewicht (BMI hoger dan 35) en een cardiovasculair belaste familieanamnese. Hij is echter een zorgmijder en op het spreekuur van de praktijkondersteuner en van de huisarts nooit meer verschenen. U verwijst meneer El Hamroui met spoed naar de vasculair internist, belt haar op en vraagt haar de oogarts in consult te roepen.

Meneer El Hamroui heeft een maligne hypertensie met alle oculaire tekenen die daarbij horen in de vorm van een hypertensieve retinopathie: de nauwe arteriën en wijde venen zijn de eerste tekenen van hypertensie. Door de grote vaatspanning ontstaat vervolgens lekkage van vet (zichtbaar als witte druppelvormige vlekken, harde exsudaten), vocht en bloed. Zachte exsudaten, grote wattenachtige dotten, ontstaan waar ischemie door vaatspasmen of vaatafsluitingen optreedt. Tot slot ontstaat door de stuwing papiloedeem. Er is dan sprake van een spoedsituatie. Een patiënt als meneer El Hamroui heeft een zeer sterk verhoogde kans op cardiovasculaire morbiditeit en mortaliteit. Onbehandeld leidt maligne hypertensie binnen 4 jaar in 100 procent (!) van de gevallen tot de dood. Daalt de diastolische bloeddruk niet verder dan 100, dan is de overlevingskans na 8 jaar slechts 25 procent. De taak van de huisarts is vooral de cardiovasculaire

controles ter hand te nemen dan wel te regisseren, zeker bij een zorgmijder als deze man. In dit geval speelt ook nog het beroep een rol: een goede
visus is voorwaarde om als buschauffeur te kunnen functioneren, maar
ook het eetpatroon van buschauffeurs draagt over het algemeen niet bij
aan een risicoreductie.

8 Glaucoom

In dit hoofdstuk wordt met glaucoom steeds het (primair) openkamer-hoekglaucoom bedoeld, een veelvoorkomende aandoening bij ouderen. Glaucoom is niet hetzelfde als verhoogde oogdruk. Een hoge oogdruk is een risicofactor voor het ontwikkelen van glaucomateuze schade. De intraoculaire druk wordt bepaald door de aanmaak van kamerwater in het corpus ciliare en de afvloed van dit kamerwater via het trabeculum en de uveo-sclerale outflow. De netto intraoculaire druk kan voor de oogze-nuw te hoog zijn, met schade aan de opticus als gevolg. Voor het primair openkamerhoekglaucoom wordt een oogdruk boven de 22 aangehouden. Er bestaat echter ook een *low tension glaucoma*, het normale drukglau-coom. Dan is de oogdruk lager dan 22 mmHg.

Mensen met primair openkamerhoekglaucoom in de familie hebben een tot zesmaal verhoogde kans dit zelf te krijgen. Het gevreesde acuut glau-coom, waarbij de kamerhoek plots wordt afgesloten en daarmee de vochtaf-vloed acuut belemmert, wordt hier buiten beschouwing gelaten. U zult deze aandoening waarschijnlijk niet vaker dan eenmaal in uw leven zien.

Casus

De heer Somers, niet-brildragend, is 80 jaar en komt bij u omdat hij als voetganger is aangereden door een fiets die hij niet had zien aankomen. Gelukkig is de schade beperkt, maar hij denkt dat het toch tijd is voor een oogonderzoek, want dit soort ongelukken overkomen hem steeds vaker. Het oogonderzoek levert het volgende op:

	zc	+0,50	-0,50
VOD	0,8	0,5	0,5
VOS	0,8	0,5	0,5

Het centrale zien van de heer Somers is dus goed. Het is dan ook niet verbazing-wekkend dat bij verder onderzoek de lenzen niet troebel blijken te zijn en de macu-lae gaaf. Bij oogspiegelen blijkt wel een cup-disk-ratio (C/D-ratio) van de papil van 8/10, beiderzijds.

Wat betekent dit en wat doet u verder?

Voor het bepalen van de C/D-ratio – altijd in de verticale as gemeten – bepaalt u het punt op de papil waar de vaten afknikken en de diepte ingaan. Dit is meestal het punt waarop de papil van kleur verandert. Van buiten naar binnen van oranjeroze naar geelwit. De totale papil (roze schijf) is de disk, het diepe gedeelte de cup. De C/D-ratio is de verhouding tussen de middellijn van beide. Een normale C/D is gemiddeld genomen minder dan 5/10, maar dit is afhankelijk van de grootte van de papil in haar totaliteit. Een hoge C/D-ratio kán passen bij een verhoogde oogdruk. Bij meting blijkt de oogdruk van de heer Somers 23/29 mmHg. Dit versterkt de verdenking op glaucoom.

Is deze conclusie juist?

Ja, glaucoom is perifeer gezichtsvelduitval op basis van opticopathie, mogelijk door te hoge oogdruk. Hoge oogdruk alleen is dus nog geen glaucoom! Maar de combinatie van klacht en de gemeten druk maken de diagnose waarschijnlijk, zeker gezien het verschil van meer dan 5 mmHg tussen beide ogen. Zelfs als de afzonderlijke drukken lager waren dan 22 mmHg, dan zou dit verschil te groot zijn.

Hoe ontdekt u glaucoom?

Glaucoom is niet anamnestisch op te sporen, de risicofactoren wel (met name uit de familieanamnese). Indien de patiënt een negatief scotoom opmerkt, is het te laat. Bij de heer Somers was dit het geval en het ongeluk was letterlijk reeds geschied.

Glaucoom wordt ontdekt door screening; zinvol vanaf de leeftijd van 40 jaar. De huisartspraktijk beperkt zich tot *case finding*. Meting van de oogdruk (door de huisarts of opticien) en bestudering van de papil alleen is in feite niet genoeg, maar veel meer doen is niet reëel. In elk geval moeten risicofactoren verdisconteerd worden:

• leeftijd;
• familieanamnese;
• ras;
• myopie.

Daarnaast spelen ook een rol: migraine, ziekte van Reynaud, vetzucht (vanwege nachtelijke apneu), vroege menopauze.

Glaucoom komt doorgaans aan beide ogen voor, maar het begint vaker aan één oog. Een oog heeft dus op een gegeven moment een iets hogere druk dan het andere oog, het begint uit de pas te lopen. Een verschil van meer dan 5 mmHg, bijvoorbeeld 12/19 mmHg, is verdacht. Dit is de reden dat verhoogde druk alleen met kwantitatieve tonometrie is op te sporen. Hiertoe moet men beschikken over een applanatietonometer of de recent op de markt gekomen iCare (zie hoofdstuk 14). Men kan ook naar de opticien verwijzen voor oogdrukmeting. Gezien het feit dat deze een commercieel belang heeft, is het redelijk dat hiervoor een klein bedrag wordt gevraagd als het onderzoek niet in het kader van de aanschaf van een bril plaatsvindt.

De oogdruk varieert ook door de dag en in de tijd. 's Morgens is de druk het hoogst. Men doet er daarom goed aan om in het journaal bij de gevonden druk ook het tijdstip van de dag te vermelden en bij herhaald meten dit op eenzelfde tijdstip te doen, liefst 's ochtends.

Bij gevorderd glaucoom is het aspect van de papil veranderd (zie hiervoor).

De diagnose glaucoom wordt uiteindelijk gesteld op karakteristieke perifere defecten in het gezichtsveld, papilveranderingen en door verdunning van de zenuwvezellaag bij OCT-onderzoek (*optical coherent tomography*) dat bij de oogarts wordt verricht.

Wat is het beleid bij verdenking op glaucoom?

Een verdenking op glaucoom verdient een verwijzing naar de oogarts.De aanbeveling alleen op basis van meetresultaten is als volgt:
- bij een druk boven 40 verwijzing binnen een week;
- bij een druk tussen 30 en 40 verwijzing binnen 2 tot 3 weken;
- bij een druk van 22-30 verwijzing binnen 2 tot 3 maanden.

Volgens het schema, gebaseerd op louter oogdrukmetingen, zou de heer Somers binnen 2 tot 3 maanden door de oogarts gezien moeten worden. Echter, de heer Somers heeft symptomen (gezichtsvelduitval) die suspect zijn voor gevorderde glaucomateuze schade. Daarom is in dit geval snellere verwijzing gewenst.

Wat doet de oogarts?

De oogarts zal eerst verdere diagnostiek inzetten ter bevestiging van de diagnose: onderzoek aan gezichtsveld en bijvoorbeeld OCT. De bevindingen van dit onderzoek dienen ook om het ziekteproces te kunnen vervolgen.

De therapie van glaucoom is gericht op drukverlaging: prostaglandine-analogen, en/of bètablokkers evenals lasertherapie en operatie, gericht op verminderen van de aanmaak of het bevorderen van de afvoer van het kamerwater. Het succes daarvan is redelijk goed. Een daling van de intra-oculaire druk geeft een 50 procent reductie van het risico op progressie van de gezichtsvelduitval. De huisarts kan de *compliance* bij medicamenteuze therapie en controles (papil, gezichtsveld) helpen bevorderen.

Casus	*Mevrouw Deetman, 59 jaar, komt verontrust op uw spreekuur. Ze is bang dat er iets ernstig mis is met haar ogen. Sinds kort heeft zij een vlekje in haar gezichtsveld bemerkt, niet precies in het centrum, maar net terzijde. Het beweegt mee met de oogbeweging; zij kan dus niet haar aandacht precies op het vlekje richten, want als ze dat doet, is het weer weg. Ze wordt er gek van. Het is veel erger als ze naar een wit vel papier kijkt.*
Van welke aandoening is hier sprake?	Dit verhaal is typisch voor mouches volantes. Dit zijn troebelingen, verdichtingen van eiwitstructuren in het glasvocht. Als zodanig hebben ze geen klinische betekenis, want op den duur zie je ze niet meer, tenzij de patiënt er gewild de aandacht op gaat richten. Ablatio retinae, een zeer ernstige oogaandoening, wordt echter vaak voorafgegaan door mouches volantes (naast lichtflitsen). In dat stadium kan een eventuele scheur in het netvlies nog elegant worden behandeld met laser. Om ablatio retinae te voorkomen, dient u elke nieuwe klacht over mouches volantes serieus uit te vragen en te onderzoeken en op geleide daarvan te laten volgen door oogonderzoek. Alvorens daarop verder in te gaan allereerst meer over het glasvocht.
Wat is het verschil tussen een glasvochtmembraanloslating en een ablatio retinae?	Het glasvocht is een elastische gelstructuur die zich achter tegen het netvlies aandrukt. Zolang van deze gelstructuur de elasticiteit intact blijft, en deze zich dus tegen de retina aandrukt, zullen zich geen incidenten voordoen in de zin van een retinascheur of (daarna) ablatio retinae. Dat verandert echter met de leeftijd. Boven een leeftijd van 40 jaar kan dit glasvocht zijn elasticiteit verliezen: synchysis. Synchysis is een gevolg van een verstoring van de verbinding van collageenvezels met de hyaluronzuurmoleculen. Er vormen zich klonters in het glasvocht, het glasvocht verwatert, waardoor de glasvochtmembraan niet meer mooi tegen de retina aan blijft liggen. Het volgende stadium is een glasvochtmembraanscheur, meestal ter hoogte van de macula, waar de membraan het dunst is. Het verwaterde glasvocht kruipt dan tussen glasvochtmembraan en retina in: de glasvochtmembraan maakt zich los van de retina en de patiënt ervaart dit als lichtflitsen (in het donker) aan één oog. Een echt probleem ontstaat er pas als de glasvochtmembraan zich helemaal perifeer, vlak voor de ora serrata, losscheurt en een scheurtje in de retina veroorzaakt. Dan kruipt het glasvocht in de

ontstane retinascheur, meer specifiek tussen de sensorische laag en de pigmentlaag van de retina: ablatio retinae. De sensorische laag is dan als een wit vlies te zien bij funduscopie.

Glasvochtmembraanloslating komt al bij 50 procent van de 50-jarigen voor. Slechts bij een kleine minderheid komt het tot een retinascheur. Toch zal elke huisarts er een aantal in zijn leven zien.

Wat houdt het uitvragen in?

Pseudofakie (lensextractie en kunstlensimplant) en een laserbehandeling in het verleden zijn risicofactoren. Meestal echter gaat het om een belaste familieanamnese van een loslating of hooggradige myopie.

Bij myopen zijn de concentraties van collageen en hyaluronzuur verlaagd, waardoor er eerder synchysis optreedt en daardoor eerder een glasvochtmembraanloslating. Bij hoogmyopen (brilsterkte hoger dan -5) moet u daarom extra op uw hoede zijn. Boven het veertigste jaar is controle eens in de twee jaar aan te bevelen. Dit houdt in: aandacht besteden aan de brilsterkte van de patiënt, en indien niet brildragend, naar contactlenzen informeren. Het recente en plotselinge optreden, altijd aan één oog, is een volgend punt van aandacht en reden voor onmiddellijke verwijzing. Lichtflitsen die al langer bestaan (enkele maanden) en niet in enkele dagen zijn verergerd of hebben geleid tot visusstoornissen kunnen zonder spoed worden verwezen.

Wat houdt het onderzoek in?

Allereerst wordt de visus bepaald. Het daaropvolgende oogonderzoek is er onder meer op gericht de periferie van de retina te screenen op een eventueel scheurtje. Dat kan met een indirecte funduscoop met +20D-lens. Deze techniek vereist ervaring. Het is alleszins legitiem bij twijfel naar de oogarts te verwijzen. Deze kijkt meestal ook met een spiegelcontactglas: een lens die – na verdoving – op de cornea wordt gezet en als een groothoeklens werkt.

Vervolg casus

Mevrouw Deetman heeft geen belaste familieanamnese, zij is niet myoop. Bijkomende verschijnselen zoals lichtflitsen zijn er niet. Bij fundusonderzoek zijn er geen scheurtjes in de periferie van de retina. Zij wordt gerustgesteld.

Bij de glasvochtmembraanloslating geldt: eens los, voor altijd los, maar dit kan zoals gezegd zonder consequenties blijven.

Vervolg casus

Vijftien jaar later heeft mevrouw Deetman last van lichtflitsen in het andere oog. Bij funduscopie blijkt ze dan vlak voor de ora serrata inderdaad een retinascheurtje te hebben. Rondom de scheur wordt door de oogarts gelaserd, opdat deze scheur niet tot ablatio retinae leidt.

Casus

Mevrouw Hazekamp, 23 jaar en coassistent, heeft last van ontstoken ogen: ze zijn rood en branden en vanochtend zaten de oogleden een beetje dichtgeplakt. Ze komt op het spreekuur omdat ze denkt dat ze een bacteriële infectie heeft en ze weet uit ervaring dat ze dan een recept Fucidin®-gel nodig heeft. Ze heeft die ook weleens van de assistente meegekregen. Ze heeft geen pijn of visusproblemen en de pupilreacties zijn normaal. Er is geen sprake van ciliaire roodheid en daarom lijkt de diagnose conjunctivitis plausibel.

Is deze conclusie terecht?

Verre van dat. Bovenstaande overwegingen bevatten verscheidene misverstanden en onjuiste redeneringen.

1 Met het blote oog is ciliaire vaatinjectie niet waar te nemen. Ciliaire vaatinjectie, inderdaad een teken van een mogelijke diepe ooginfectie, is een millimeter brede diffuus roodpurperen rand rond de cornea, slechts waarneembaar met een vergroting van 16 maal. Wel waar te nemen is pericorneale roodheid, maar elk rood oog is pericorneaal rood! Tranende ogen na uien schillen en huilogen ook. Maar, zult u tegenwerpen, in de leerboeken staan toch afbeeldingen van verschillende rode oogaandoeningen met in de bijschriften verschillende diagnosen. Dan moeten toch ook al die rode ogen verschillen in mate van rood zijn? Het antwoord daarop is: nee. Met het blote oog valt geen onderscheid te maken naar aard of ernst. En was het maar zo dat alleen de roodheid bij onschuldige aandoeningen soms heftig is. Helaas geldt ook het omgekeerde: iridocyclitis (uveïtis anterior), keratitis dendritica en zelfs acuut glaucoom kunnen gepaard gaan met minimale roodheid. Het enig waarneembare verschil bij de afbeeldingen in het leerboek is het bijschrift. De daar vermelde diagnose weet de auteur echter uit andere bron, namelijk het onderzoek met de spleetlamp.

2 Het tweede misverstand is dat conjunctivitis bij een rood oog een relevante diagnose is. Conjunctivitis betekent niet meer dan een -itis van de conjunctiva, vaatinjectie van de conjunctiva, in gewone taal: een rood oog. Daarmee is nog geen diagnose gesteld. Het is dus als buikpijn of buikkrampen. En zoals het in dat geval gaat om het uitsluiten van ernstige afwijkingen als appendicitis of coloncarcinoom, gaat het bij het rode oog om het uitsluiten van iridocyclitis en keratitis. De relevante diagnosen zijn dus: geen iridocyclitis en geen keratitis. Conjunctivitis is dan een diagnose per exclusionem (specifieke beelden als episcleritis en dergelijke daargelaten).

3 De derde suggestie die onjuist is, is dat dichtgeplakte ogen wijzen op een bacteriële infectie en dat er, zonder aanvullend onderzoek, onderscheid gemaakt kan worden tussen bacteriële, virale en allergische conjunctivitis. Geen huisarts kweekt bij een rood ontstoken oog of stelt een uitgebreid allergisch onderzoek in. De toevoegingen bacterieel, viraal of allergisch slaan op de anamnese en het aspect van het uitwendige oog. De diagnose 'allergisch' wordt gesteld bij jeuk, 'bacterieel' bij pussend, en 'viraal' bij niet pussend en geen jeuk. Deze kortsluitingen blijken echter niet te kloppen: pussende ogen komen zeer zelden voor, dichtgeplakte ogen komen zowel bij bacteriële als virale ooginfecties voor en buiten het pollenseizoen wijst een jeukend oog bijna altijd op een blefaritis. Wat voor pussend wordt aangezien, is meestal ingedroogde mucus. Bij zorgvuldige inspectie ziet u dat u niet met pus te maken heeft. Pus in het oog komt zeer zelden voor. Een echt pussende conjunctivitis bij volwassenen wijst op de zeer zeldzaam voorkomende gonokokkenconjunctivitis of op een chronische dacryocystitis. Een pussende conjunctivitis *binnen 24 uur na de geboorte* is een ophthalmia neonatorum, die ontstaat door nog onvoldoende afweer. De oorzaak kan een gonokokkeninfectie zijn die een klinische spoedbehandeling nodig heeft. De bekende pussende oogjes bij de zuigeling komen door regurgitatie van een minimale hoeveelheid pus uit de ductus nasolacrimalis die verstopt is. Met andere woorden: geen enkel oog uit de dagelijkse praktijk is echt pussend. Of er sprake is van een bacteriële dan wel een virale infectie is zonder kweek niet te achterhalen.

Kortom, met macroscopische inspectie alleen is het niet mogelijk iets meer te zeggen over een rood oog dan dat het een beetje rood of heftig rood is. Om te weten of er sprake is van een dieper gelegen ooginfectie – uw opdracht – zult u het oog moeten bekijken onder een vergroting van 16 maal, dat wil zeggen met een spleetlamp. De relevante diagnosen zijn dan: geen iridocyclitis, geen keratitis. De rest is conjunctivitis.

Heeft men geen spleetlamp ter beschikking, dan kan men eventueel één druppel oxybuprocaïne druppelen. Verdwijnt de pijn geheel, dan is er hoogstwaarschijnlijk (nog) geen sprake van een dieper gelegen infectie. Daarbij moet wel worden aangetekend, dat oxybuprocaïne het genezingsproces, de epithelialisatie van de cornea, iets vertraagt.

Hoe behandelt u een conjunctivitis?

Een conjunctivitis is *self limiting* en behoeft dus eigenlijk geen behandeling. De klachten van branderigheid worden echter wel verzacht door toedienen van een zalf. Dit kan net zo goed oculentum simplex (dat is een oogzalfbasis) zijn als een antibiotische zalf.

Wat is een chronische conjunctivitis?

De diagnose *chronische* conjunctivitis is niet altijd een diagnose per exclusionem. Chronische irritatie van het oogslijmvlies laat vaak kenmerkende afwijkingen zien. Het merkwaardige daarbij is dat het slijmvlies van het onderste ooglid geheel anders reageert dan dat van het bovenste ooglid. Dit is een raadsel van de natuur waarvoor niemand ooit een rationele verklaring heeft gevonden. De conjunctiva van het onderste ooglid reageert met een folliculaire reactie, namelijk massale subepitheliale lymfocytaire infiltraten. De conjunctiva van het bovenste ooglid reageert met papilhyperplasie, namelijk massale kleine papillaire vaatproliferaties. Met het blote oog zijn die niet te zien. Met een vergroting van 16 maal ziet u talrijke subepitheliale rode puntjes c.q. papillen.

De oorzaken van chronische conjunctivitis zijn velerlei. Chronische infectie (onder andere chlamydia), contactlenzen, oogmedicatie, refractieafwijking (meestal een hypermetropie), entropion/ectropion, blefaritis, siccasyndroom, tumoren, littekens enzovoort. Eigenlijk alles wat een irritatie kan geven. Het is een zaak van geduld om de ene na de andere oorzaak uit te sluiten.

Casus

Mevrouw Godaert, 34 jaar, komt op uw spreekuur omdat ze die morgen wakker werd met een pijnlijk linkeroog. Bij inspectie is het oog niet rood. Bij een vergroting van 16 maal zonder kleuring ziet u duidelijk een keratitis dendritica: een vertakte laesie in het centrum van de cornea. De haio die erbij staat, vraagt of hij mag kleuren met fluoresceïne. Dat mag, maar met fluoresceïne blijkt de keratitis dendritica niet te zien!

Hoe kan dit?

De herpesinfectie begint in het epitheel van de cornea, vanaf de oppervlakte binnendringend richting diepte. Zolang de infectie de basale membraan van het epitheel niet heeft bereikt c.q. is gepasseerd, kleurt het defect niet met fluoresceïne, omdat fluoresceïne dode epitheelcellen niet kleurt, maar pas aankleurt indien het corneadefect tot aan of voorbij de basale membraan is doorgedrongen. Toch krijgt u met fluoresceïne soms wel een indruk van de uitgebreidheid door ophoping ervan rond het gezwollen epitheel van de laesie. Dode epitheelcellen kleuren wel met Bengaals rood, dat in *minims* verkrijgbaar is. Voorafgaand aan het druppelen is verdoven met oxybuprocaïne aangewezen, omdat deze druppels pijnlijk zijn.

Wat de diagnostiek betreft geldt dus: 'zonder spleetlamp geen afwijkingen' betekent niet dat er geen herpesinfectie is. In het beginstadium is vaak ook de roodheid afwezig, tevens is er door de verminderde sensibiliteit een verminderde pijnsensatie en verminderde corneareflex bij aanraken.

Wat is het beleid bij een keratitis dendritica?	Zolang de infectie intra-epitheliaal is, geneest de infectie binnen een dag met een virustatische oogzalf (acyclovir). Controle na een dag is aangewezen. Het verwijderen van debridement door afschrapen van het aangedane epitheel met een bevochtigd wattenstokje, uiteraard na verdoving, vermindert de virusload. Een keratitis dendritica die in enkele dagen geen neiging tot genezing vertoont, verwijst u naar de oogarts.
En andere keratitiden?	Een keratitis is net zomin een specifieke aandoening als een conjunctivitis. Het is een wijze van reageren van de cornea op een agens, meer niet. Naast de keratitiden door een herpessimplexinfectie, zijn er keratitiden die tot het epitheel beperkt blijven, bijvoorbeeld de keratitis punctata door uv-licht, en keratitiden die verder doordringen, bijvoorbeeld de bacteriële keratitis ofwel ulcus corneae. In het leerboek *Clinical ophthalmology* van Kanski worden de beelden goed beschreven en getoond zoals ze met een vergroting van 16 maal te zien zijn.

Casus

De heer Kleiweg, 27 jaar, heeft sinds een dag een pijnlijk rechteroog. De visus is beiderzijds 1,0. Bij inspectie is het oog rood ontstoken. Met vergroting 16 maal blijkt de cornea gaaf. Met een smalle, van opzij invallende lichtbundel door de voorste oogkamer worden cellen (leukocyten) gezien die opstijgen van onder naar boven in het beeld. Bovendien lijkt de lichtbundel 'smokey'. Uw diagnose luidt 'iridocyclitis'.

Wat is iridocyclitis?	Een iridocyclitis is een ontsteking van het corpus ciliare, en omdat bijna altijd ook de iris is ontstoken, is de term 'iridocyclitis' meer op zijn plaats. Tegenwoordig spreekt men steeds meer van 'uveïtis anterior', omdat deze tot dezelfde 'familie' behoort als de uveïtis posterior (choroïditis). De ergste vorm is de pan-uveïtis. De ontsteking kan samenhangen met een systeemziekte, bijvoorbeeld morbus Bechterew. Ook mogelijk is een traumatische ontsteking, bijvoorbeeld tijdens of na een heftige corneaerosie, of een status na een cataractoperatie. Er blijft een restgroep over, de zogeheten 'idiopathische vorm', ongeveer 30 procent van het totaal.
	Leukocyten in de voorste oogkamer (vok) zijn altijd een symptoom van een acuut ontstekingsproces. Het lichtbundel-in-de-mist-effect ontstaat door eiwitten in het kamerwater: het Tyndall-fenomeen. Verder kunnen leukocyten-neerslagen te zien zijn op het endotheel (binnenkant) van de cornea: Descemet-stippen, en kunnen er verklevingen tussen iris en lens zichtbaar zijn, synechieën.

Vervolg casus	*U verwijst de heer Kleiweg met spoed naar de oogarts. De patiënt krijgt van haar een recept mee voor pupilverwijdende druppels (atropine) en prednisondruppels. De pupilverwijding zorgt voor het afnemen van de pijn door verminderen van het ciliair spasme. De patiënt is meteen pijnvrij, en door de pupilverwijding zal door het ontstekingsproces van de iris deze laatste niet verkleven aan de ooglens.*

Hoe wordt iridocyclitis behandeld?	Bij verdenking op een nog niet bekende systeemziekte (bloedonderzoek) zal de oogarts een verwijzing naar internist of reumatoloog adviseren. De huisarts doet er goed aan de iridocyclitis op de probleemlijst te vermelden. Recidieven kunnen eventueel door de huisarts, in overleg met de oogarts, worden behandeld.

Bovenstaande beelden betreffen het rode oog. Een rood oog moet eigenlijk reflexmatig tot het standaardonderzoek leiden.
• Onderzoek naar iridocyclitis (pupilreactie, Tyndall, cellen in de voorste oogkamer, Descemet-stippen) en vervolgens naar keratitis (gaafheid van de cornea).
• Visusonderzoek als een van deze positief is, als dit nog niet is gedaan.

Maar ook niet-rode maar pijnlijke en branderige ogen vragen om dit onderzoek. Eigenlijk moeten we dus niet meer spreken over het rode oog als thema, maar over aandoeningen van het voorste oogsegment.

Ten slotte nog enkele andere aandoeningen van het voorste oogsegment. |
| **Casus** | *Mevrouw Noltenius laat haar linkeroog zien. Er is een lokale roodheid zichtbaar lateraal naast de cornea. Bij wrijven met een wattenstok over het ontstoken knobbeltje bewegen de bloedvaten in de diepte mee.* |
| **Wat is de diagnose?** | Het beeld is karakteristiek voor een episcleritis: een lokaal ontstekingsproces van de episclera door onbekende oorzaak. Therapie: niets, of – bij persisteren na een week – NSAID-druppels. Bij persisteren: lokaal corticosteroïden, bijvoorbeeld prednisolonoogdruppels, gedurende een week.
    Een episcleritis is op meer manieren te onderscheiden van een scleritis: als men bij een episcleritis met een wattenstokje over de 'laesie' strijkt, schuiven de vaten mee en druppelen van fenylefrine 5 procent doet episclerale roodheid verbleken. Maar dat zijn bijkomende trucjes. Het belangrijkste verschil is dat iemand met een episcleritis niet ziek is en iemand met een scleritis wel. De patiënt voelt zich onmiskenbaar ellendig en heeft hevige pijn. Dit wekt geen verbazing, omdat scleritis een ernstige uiting is van een uitgebreider lijden, bijvoorbeeld een systeemziekte, of van een operatiecomplicatie. |
| **Hoe behandelt u corpora aliena?** | Een vliegje of ander groot voorwerp is meteen te zien. Kleinere corpora aliena ziet men alleen goed met de spleetlamp. Het verwijderen levert doorgaans geen problemen op. Indien de anamnese verwijst naar een corpus alienum in het oog, en u vindt bij inspectie geen verklaring, dan is het aan te raden het bovenste ooglid met het houterig einde van een wattenstokje om te klappen en daar te kijken. |

Geen huisarts ontkomt bij nascholing aan het duo: pinguecula en pterygium. *Pingueculae* komen frequent voor, zien eruit als een wit-gelige verhevenheid en bevinden zich nasaal of temporaal van de cornea. Het betreft een onschuldige degeneratie van de collageenvezels van het subconjunctivale weefsel. Chirurgische behandeling is niet nodig. Een *pterygium* is een driehoekig fibrovasculair membraantje dat vanuit de nasale of temporale zijde vanuit het tenonweefsel onder het epitheel van de cornea groeit. Het komt het meest voor bij mensen uit een warm en droog klimaat en wordt daarom in verband gebracht met uv-stralen. Het kan door tractie de kromming van de cornea beïnvloeden. Dit is merkbaar aan een veranderende brilsterkte, met name waar het de cilindersterkte en -as betreft. Het kan naar centraal uitbreiden tot voor de pupilopening, waardoor het het zicht belemmert. Door verbeterde operatietechnieken is de kans op recidief aanmerkelijk verminderd. Behalve een bedreigde visus kan ook storende cosmesis reden voor operatie zijn.

Casus

Baby Niels, 2 maanden, wordt door zijn moeder uit de kinderwagen getild. Hij heeft elke dag 'vieze oogjes', al sinds de geboorte, zo zegt zijn moeder. Moet daar niet iets aan gedaan worden? U ziet een normaal gezichtje met normale oogcontouren. Er zit wat geel ingedroogd debris in beide ooghoeken. Het neusje is goed doorgankelijk.

Tranende en plakkerige oogjes komen veel voor bij zuigelingen. Tranen bestaan uit water (90 procent), vet, eiwit en slijm. Als het water verdampt, blijft een plakkerige substantie over. Dit is dus geen pus. Wel echt pussig (vloeibaar en geel) is het door een gonokok besmet oog. Dit is direct vanaf de eerste dag na de geboorte aanwezig en wordt 'opgelopen' tijdens de gang door het baringskanaal. Een spoedverwijzing naar de oogarts is noodzakelijk om blijvende oogschade te voorkomen. Eveneens pussig, maar niet altijd (!) – soms zijn er alleen wat korstjes met wat ooglidoedeem – is een chlamydiatrachomatis-infectie. De incubatietijd is 2 tot 14 dagen. Kweken van epitheelschraapsel op geleide van de anamnese is hier aangewezen. De twee infecties komen nogal eens in combinatie voor.

De oorzaak van 'de vieze oogjes' is echter zelden het gevolg van een infectie. Meestal is er sprake van verkoudheid of een verstopte traanweg dan wel een (nog) niet volledig aangelegd traankanaal.

1 Bij verkoudheid van een zuigeling zwelt het neusslijmvlies en wordt het traankanaal gemakkelijk dichtgedrukt.
2 Bij 10 tot 50 procent van de pasgeborenen is er sprake van een aangeboren verstopping door een nog onvolledige doorgankelijkheid van de ductus nasolacrimalis. Slechts een fractie van hen heeft daardoor klachten van plakkerige oogjes. Doorgaans is de verstopping binnen 4 tot 6 weken opgeheven, bijna altijd vóór het tweede jaar.

Behandeling

In 90 tot 95 procent van de baby's is voor de onvolledige doorgankelijk-heid van het traankanaal geen chirurgische behandeling nodig, integen-deel zelfs. Het verdient aanbeveling de mediale ooghoek door de ouders zachtjes te laten masseren, in principe richting neus, maar het is in het begin ook zinvol richting ooghoek te masseren om het opgehoopte debris uit de traanzak te verwijderen. Antibiotische oogdruppels (chlooramfe-nicol 0,25 procent) voegen weinig toe. Verwijzing voor het tweede jaar voor sonderen van het traankanaal heeft geen zin. Men is hier zeer terug-houdend mee: voortijdig sonderen van het traankanaal heeft het gevaar dat mis wordt gestoken, waardoor er een fausse route ontstaat.

Casus

Mevrouw Peeters, 43 jaar, heeft last van jeukende ogen. Ook heeft ze soms last van korstjes in en rond de ogen. Eigenlijk zijn haar ogen altijd een beetje geïr-riteerd. Ze denkt dat het bij hooikoorts hoort. Bij inspectie ziet u rode oogranden. Met een vergroting van 16 maal is er veel vettige 'groezeligheid' rond de haarwor-tels van de wimpers. U stelt de diagnose 'blefaritis'.

Wat is blefaritis?

Bij jeukende ogen moet u vooral denken aan een blefaritis, en niet aan een allergische conjunctivitis! Blefaritis is, zo melden de leerboeken, een chronische ontsteking van de oogleden. Wanneer u chronisch opvat als ongeneeslijk, is dit onjuist. Genezing blijft doorgaans uit door onjuiste c.q. onvolledige behandeling. Blefaritis wordt bijna altijd veroorzaakt door stafylokokken. Stafylokokken groeien op vet, en dat is bij oogwim-pers ruim voorhanden vanuit de talgklieren nabij de haarwortels. Door de irritatie van de micro-ontstekingen worden de talgklieren geprikkeld, wat leidt tot nog meer vet, met nog meer stafylokokken en nog meer irritatie. Deze vicieuze cirkel leidt tot een chronisch ontstekingsproces.

Waarom wordt de cornea onderzocht op puntvormige keratopathie?

Stafylokokken produceren een toxine. Veel stafylokokken produceren veel toxinen. Het stafylokokkentoxine irriteert het oog, vooral de cornea. Bij stafylokokkeninfecties in de nabijheid van het oog is dus vaak puntvor-mige oppervlakkige keratopathie te zien van de onderpool van de cornea.

Hoe wordt blefaritis behandeld?

De patiënten hebben er last van, maar lijken er ook vaak aan gewend. Dat is jammer, want blefaritis is te genezen of op zijn minst sterk terug te dringen! Therapie bestaat allereerst met het 'de huur opzeggen' van de stafylokokken: ontvetten. Een voorheen gebruikt middel is een mengsel van benzine en tetrachloorkoolstof in gelijke delen, dat krachtig ontvet. Het moet in de praktijk worden opgebracht, omdat het bij inname giftig is. Helaas is dit middel tegenwoordig moeilijk te krijgen. Een alternatief lijkt een oogmake-up reinigingsmiddel (voor mascara) te zijn, zoals dat bij de drogist te verkrijgen is. Dit zou in het begin dagelijks, later om de paar dagen moeten worden aangebracht met een wattenpad, waar-bij krachtig dwars op de ooghaarrichting wordt gewreven, van lateraal naar mediaal. Het is goed de eerste keer het poetsen voor te doen. Het poetsen wordt de eerste keer, op de praktijk, gevolgd door één druppel chlooramfenicoloogdruppels 0,5 procent en eventueel een druppel dexa-methason.

Het ontvetten ontneemt de stafylokok zijn voedingsbodem, de chlooramfenicol doodt de overgebleven bacteriën en de dexamethason brengt het weefsel tot rust, waardoor de vetproductie vermindert. Een recept hoeft niet te worden meegegeven. Veelal is de behandeling met babyshampoo bekend. Dit middel heeft echter bij uitgesproken gevallen een te zwak ontvettend effect.

Jeuk en branden door trichiasis

Een of meer haartjes van de oogwimpers kunnen naar binnen wijzen en over de cornea schuren, vooral bij het knipperen. Dit is pijnlijk. U ziet het vaak bij chronische blefaritis als gevolg van verlittekening in de ooglidrand.

Therapie: epileren met een pincet met stompe bek (een zogeheten epileerpincet Beer). Opmerking: deze verkeerd gerichte wimperharen zijn niet gemakkelijk met het blote oog te zien. Er zal op zijn minst een voorhoofdloep gebruikt moeten worden. Met de spleetlamp is de ooglidrand nauwkeurig te inspecteren.

Jeuk en branden door eczemateuze dermatitis van het bovenste ooglid

Het merkwaardige van dit eczeem is dat er geen blaasjes te zien zijn, maar slechts een gezwollen epidermis (glanzend, gezwollen aspect). Typisch aan de jeuk is bovendien dat krabben niet verlicht, maar integendeel zeer onaangenaam en zelfs pijnlijk is. Alleen afkoeling verlicht de jeuk, bijvoorbeeld met ijsblokjes of koud staal.

Therapie: lokaal niet-fluorhoudende (in verband met risico op allergie) zwakke corticosteroïden (bijvoorbeeld hydrocortisoncrème).

Jeuk en branden door kalkconcrementen

Kliertjes in het slijmvlies van de conjunctiva tarsi kunnen verkalken, en deze kalkconcrementen kunnen door het slijmvlies heen prikken en een gevoel van zand in de ogen veroorzaken. Kalkconcrementen zijn alleen goed te zien met de spleetlamp. Ze kunnen worden losgepeuterd met een vaccinostyle. Als ze geen klachten geven, kan men ze echter beter laten zitten.

Jeuk en branden door het siccasyndroom

Bij te geringe traanproductie, of productie van traanvocht van geringe kwaliteit, raakt de cornea geïrriteerd: keratitis sicca. Het is een aandoening die voorkomt bij vrouwen na de menopauze, door te droge lucht en bij benzodiazepinegebruik. De aandoening is niet ernstig, wel hinderlijk. De simpelste vorm van diagnostiek is het op proef voorschrijven van een traanvervangend middel en dan zien of de klachten verdwenen zijn. De Schirmer-test is omslachtig. Het meest overtuigende bewijs is nog altijd een puntvormige aankleuring van de conjunctiva en cornea precies in het gebied van de lidslagopening na indruppelen van Bengaals rood. Vaak treedt aankleuring echter niet op en hebben de mensen toch profijt van een traanvervangend middel.

Casus

De heer Zandhoop komt op uw spreekuur met een pijnlijk knobbeltje op zijn rechter ooglid. Bij inspectie is er op het onderooglid een rode zwelling met centraal een geel puspuntje: een hordeolum.

Jeuk en branden door hordeolum en chalazion

Een *hordeolum* is een abcederende stafylokokkeninfectie van een kliertje van Meibom van de ooglidrand. Meestal is er sprake van een (lichte) blefaritis, die moet worden behandeld om recidivering van het hordeolum tegen te gaan.

De therapie bestaat uit incideren van het puskopje met een vaccinostyle. De patiënt druppelt thuis het oog drie tot zes keer per dag gedurende 2 dagen met chlooramfenicoloogdruppels 0,5 procent en dekt het een paar keer af met warme natte kompressen. Na een week moet de patiënt terugkomen voor de behandeling van de blefaritis.

Een *chalazion* is een niet-pijnlijk knobbeltje in het ooglid. Het is ophoping van vet door afsluiting van de uitvoeropening. Soms geeft een chalazion visusstoornissen door druk, waardoor vervorming van de oogbol optreedt.

De therapie is allereerst afwachten. Meestal verdwijnt het knobbeltje vanzelf. De andere optie is inspuiten van een kleine hoeveelheid (minder dan 0,5 cc) corticosteroïden. Tot slot kan men al dan niet zelf chirurgisch ingrijpen met een chalazionklem. Dit is een eenvoudig te hanteren instrument.

In het weekend op een zomerse dag hebt u dienst op de huisartsenpost. U hebt kans geconfronteerd te worden met voor u veelal onbekende patiënten met oogproblematiek.

Erik van de Heuvel, een jongen van 21 jaar, vertelt dat hij iets in het oog heeft gekregen. Hij weet niet wat. Het gebeurde toen hij stond te kijken naar een wielerwedstrijd. Op het moment dat het peloton voorbijkwam, voelde hij plots pijn in zijn linkeroog. Bij navraag meldt hij geen contactlenzen te dragen.

U kijkt het oog na met de spleetlamp (vergroting 10, daarna 16 keer). Er is een corpus alienum zichtbaar op de cornea (op 5 uur). Het lijkt een stukje hout of plantenvezel te zijn. Na verdoving met oxybuprocaïne wipt u het eruit met een ooggutsje. Aangezien het geen metaal is, is (na)boren niet nodig.

Corpora aliena kunnen van velerlei aard en grootte zijn. Ziet men niets terwijl de anamnese wel op een corpus alienum wijst, dan is het aangewezen goed te zoeken, ook onder het bovenooglid, door dit om te klappen. Kijk, voor u omklapt, in elk geval ook of er sprake is van ooglidafwijkingen zoals een entropion (van het onderooglid) met trichiasis. Een krassend ooghaartje kan ook de oorzaak van de klachten zijn.

Er kan echter ook sprake zijn van een perforerend trauma! Naast staalsplinters zijn struikdoornen berucht, bijvoorbeeld de hagedoorn en de kruisbes waar men met het gezicht dichtbij komt tijdens het plukken. Een perforerend trauma is soms moeilijk te zien: bij spleetlamponderzoek borrelt soms voorste oogkamervocht omhoog uit de priklaesie. Uiteraard is dan spoedverwijzing nodig, liefst na verbinden met een harde oogdop (harde plastic dop, met pleisters vast te plakken). Druk op de bulbus moet hierbij worden vermeden.

Is op de cornea een corpus alienum te zien, dan is een gutsje het aanwezen instrument om dit te verwijderen. Alleen boren is onjuist. De oogboor is het instrument bij uitstek om een roestring weg te schrapen, zo veel als mogelijk. Eventueel kan de dag erna nog wat nageboord worden. Door het boren wordt een erosie veroorzaakt. Daarom is het zaak re-epitelisatie te bevorderen door:

1 een indifferente zalf als oculentum simplex dan wel een antibiotische zalf, zo vet mogelijk;
2 afdekken van het oog gedurende enkele uren, niet strikt noodzakelijk maar wel aanbevolen om wrijven te voorkomen;

3 de patiënt te waarschuwen voor wrijven in het oog. Hierdoor kan het dunne nieuwe epitheel weer 'weggeveegd' worden. Bij beschadiging door organisch materiaal: vingernagel, plant, papier en dergelijke kan tot enkele weken (en soms wel langer) na de aanvankelijke erosie een recidief optreden, doordat het nog slecht hechtende epitheelweefsel gemakkelijk wordt losgetrokken: erosio recidivans. Met name de laesies door vingernageltjes van baby's zijn hiervoor berucht. Goed schoon krabben van een oude laesie met een bevochtigd wattenstokje (zie ook hoofdstuk 10) wil nog weleens de definitieve oplossing zijn.

Casus

Patricia Jansen is 5 jaar oud. Haar moeder komt overstuur met haar de spreekkamer binnen. Patricia heeft ammoniak in haar oogje gekregen waar haar man mee aan het werken was. Ze is meteen gekomen. Het oogje is in eerste instantie niet te openen, door het spartelen van het kind dat de ogen stijf dichtknijpt.

In dit geval is het agens bekend. Dat is lang niet altijd het geval, vooral niet als het om schoonmaakmiddelen met een fancy naam gaat, zoals WC-eend en Ajax. Een blank of wit oog kan teken zijn van ernstige conjunctivale ischemie door loogverbranding. Dat is goed te weten maar het is belangrijker snel te handelen. (Kraan)water is de eerste remedie. Overvloedig spoelen! Het knijpen – zeker van een kind – is waarschijnlijk een combinatie van angst en de cauteriserende werking van het middel. Tegen dat laatste helpt een lokaal anaesteticum (oxybuprocaïne) al zal het een kunst zijn dat erin te krijgen. Omdat de cornea blijvende schade kan oplopen is het zeer de moeite waard goede eerste hulp te verlenen. Spoedverwijzing naar de oogarts is daarna aangewezen.

Casus

Meneer Smidt, een man van 43, komt rechtstreeks van de tennisbaan. Hij heeft een bal tegen zijn rechteroog gekregen tijdens een laatste spelletje tennis voor het sluiten van de banen. Hij merkt dat hij wazig ziet uit het oog, hij heeft geen pijn, maar maakt zich zorgen. Het oog ziet er verder 'gek' uit.
Bij onderzoek kan de man met het rechteroog alleen maar vingers tellen op twee meter. U ziet bij spleetlamponderzoek een wazige iris met troebel kamerwater en onder in de voorste oogkamer een spiegeltje bloed. De pupil is irregulair en reageert niet goed op licht. U belt de dienstdoende oogarts voor advies, het is intussen 11 uur in de avond. De oogarts geeft als advies de patiënt een pupilverwijdend druppeltje (atropine 1 procent) en corticosteroïddruppels voor te schrijven, de patiënt te instrueren het rustig aan te doen, niet te bukken, en in bed hoog in de kussens te slapen. De volgende dag wordt hij dan verwacht op het spreekuur van de oogarts.

Er is rationeel gezien niets op tegen om dit advies te volgen, maar huisartsen en vooral hun patiënten hebben er moeite mee. De toestand van het minder zien en de zichtbare oogafwijkingen lijken alarmerend. Menig conflict heeft zich rond deze diagnose afgespeeld. Het is aan de huisarts of hij de oogarts vraagt eventueel toch ter geruststelling naar het oog te kijken. Dat de oogarts in de casus in eerste instantie kiest voor de volgende dag, heeft als reden dat dan waarschijnlijk het bloed grotendeels zal zijn uitgezakt, de visus zal zijn verbeterd en zij de retina kan beoordelen op retinaal oedeem of een eventueel netvliesscheurtje. Ook zal de kamerhoek moeten worden onderzocht op traumatische dehiscentie of dialysis.

Casus

Mevrouw Van Veen is een vrouw van 53 jaar die zich aan het einde van de ochtend aandient met de mededeling dat haar pupillen ongelijk van grootte zijn. Ze heeft dat net ontdekt toen ze in de spiegel keek. Mevrouw Van Veen is enorm geschrokken en vraagt of dat wijst op een hersentumor. Ze is gezond en wordt alleen behandeld voor hypertensie. Het blijkt dat mevrouw aan het tuinieren was, die morgen. Ze heeft – bij navraag – ook een trompetplant als kuipplant. Die heeft ze deze morgen verpot.

Datura stramonium, doornappel, ook wel trompetplant genoemd, een nachtschadeachtige, bevat atropa belladonna, een pupilverwijder, in eerdere eeuwen gebruikt door 'heksen' (onder de oksel) om high te worden en begin 20e eeuw door societyvrouwen voor mooie grote ogen (vandaar de naam belladonna). Ook andere plantensoorten bevatten belladonna-alkaloïden, zoals aluin, bilzekruid en wolfskers. 'Tuinieren' is in deze tijd bijna de eerste veronderstelling bij een onverwachte eenzijdige pupilverwijding. Ernstige neurologische afwijkingen zijn zeldzamer.

Casus

Mevrouw De Wit, een vrouw van 56, heeft een pijnlijk rood rechteroog sinds 2 dagen. Zoals u hebt gelezen in hoofdstuk 10 kan dit verhaal bij vele diagnosen passen, van iridocyclitis tot conjunctivitis. Op de huisartsenpost is het zaak om de ernstige aandoeningen uit te sluiten, met name iridocyclitis, keratitis (al of niet herpetisch) of acuut glaucoom.

Men kan met behulp van de spleetlamp – vergroting 16 keer - zoeken naar:
1 cellen in de voorste oogkamer, het Tyndall-fenomeen, eventueel de al de wat later optredende symptomen, namelijk Descemet-stippen en synechieën als tekenen van iridocyclitis; tip: het beschijnen van het niet-aangedane oog, geeft bij iridocyclitis pijn in het aangedane oog;

2 epitheliale of stromale cornea-afwijkingen als tekens van een keratitis;
3 corneaoedeem als teken van acuut glaucoom.

Bij al deze afwijkingen kan visusvermindering optreden. Zijn al deze symptomen afwezig, dan zit men al gauw in de categorie onschuldige aandoeningen.

Casus

Meneer Johanson, een man van 61, komt met de klacht dat hij een uur geleden ineens een paar minuten niets meer zag met het linkeroog. Hij belde in paniek naar de huisartsenpost, maar het duurde maar een paar minuten. Nu is het weer over. Op grond van deze beschrijving kan men al concluderen tot de symptoom-diagnose: amaurosis fugax.

De *Codex Medicus* vermeldt dat aan dit symptoom ongeveer 80 oorzaken ten grondslag kunnen liggen. Het merendeel daarvan is vasculair. Een verwijzing naar de neuroloog is in feite het meest aangewezen. Daarnaast is cardiovasculair onderzoek –inventarisatie van risico's en eindorgaan-schade (aan hart, nieren) – en zo nodig preventieve behandeling aangewezen.

Casus

Mevrouw Van Dam, een vrouw van 78, is volgens haar zeggen acuut blind geworden aan haar rechteroog. Zomaar, zonder enige aanleiding 'viel het licht uit'. Dat is ook niet teruggekomen, zelfs niet een beetje.

Acute blindheid zonder enige aanleiding (dus zonder trauma of aura) is bijna altijd vasculair: ofwel een infarcering, zoals door een embolie in de arteria centralis retinae ofwel een bloeding, bijvoorbeeld uit vaatnieuw-vorming bij diabetes of bij maculadegeneratie. Een bloeding geeft echter meestal niet zo'n totale gezichtsvelduitval als een infarcering. Er is dan meestal nog wel wat licht te zien.

In dit geval is nauwkeurig onderzoek van het retinale vaatbed aangewezen. Bij mevrouw Van Dam echter wel met spoed, omdat onmiddellijke corticosteroïdtherapie geïndiceerd kan zijn. Daarnaast is ook hier strenge vasculaire controle aangewezen (zie hoofdstuk 7).

Een nog andere oorzaak van plotse blindheid is een ablatio retinae. Deze kondigt zich echter vaker aan door een 'gordijn', waarbij een deel van het gezichtsveld aanvankelijk nog intact is.

Casus

Mevrouw Huis in 't Veld, een vrouw van 61 jaar, ziet sinds 3 dagen duidelijk minder dan daarvoor. Het begon vrijdagmiddag en nu, zondagavond, is het nog niet 'over'. Ze is erg ongerust.

Een dergelijk gemeld visusverlies vraagt uiteraard om objectivering. Is er inderdaad sprake van een verminderde visus aan een of beide ogen, niet verbeterend met een +0,50- of -0,50-glas, dan zijn er tal van aandoeningen die hiervoor verantwoordelijk kunnen zijn. Plotse visusvermindering aan *beide* ogen is hoogst zeldzaam. Vaak blijkt de visusvermindering aan één oog al langer te bestaan. Een sterk verhoogd glucosegehalte kan dit veroorzaken, maar dan is een verbetering met een -0,50-glas te verwachten (myopisering door sterkere breking door glucosehoudende lens en glasvocht). Migraine sans migraine kan zich zo manifesteren, maar ook dit is zeldzaam. Bij virusvermindering aan één oog moet men op de huisartsenpost zoeken tot men de oorzaak gevonden heeft. Is daartoe niet de mogelijkheid, dan is een spoedverwijzing naar de oogarts aangewezen. De diagnosen kunnen variëren van iridocyclitis tot retinale pathologie en neuritis optica (zie de hoofdstukken 7 en 10).

Casus

Mevrouw Hoogeboom, een vrouw van 52 jaar, meldt lichtflitsen sinds enkele uren. Om de paar minuten flitst het in het linkeroog. Ze zegt verder normaal te zien, hetgeen ook objectief bevestigd wordt.

Twee diagnosen komen in aanmerking.
1 Migraine, met lichtflitsen als aura. Meestal betreft het hier bekende migrainepatiënten. De patiënt noemt vaker vuurballen en -spiralen en een trillend beeld dan (alleen) flitsen.
2 Glasvochtmembraanloslating of ablatio retinae (zie hoofdstuk 7). Is het vermoeden op dit laatste groot, en is er inderdaad sprake van lichtflitsen met hoge frequentie en/of intensiteit dan is het verstandig mevrouw nog dezelfde dag te laten zien aan de oogarts.

Casus

Hans de Meij is een jongen van 18, zachtecontactlensdrager. Hij is behandeld door de huisarts wegens een lichte infectie van het linkeroog. De huisarts heeft hem antibiotische oogzalf gegeven (chlooramfenicol 0,25 procent) en het oog afgedekt. Dit was eergisteren. Toen hij vanmorgen het verband eraf haalde, zag hij een stuk minder en zat er veel pus in het oog.

Bij onderzoek ziet u een fors rood linkeroog, de visus met een meegenomen oude bril bedraagt minder dan 0,5. De cornea is troebel met centraal een witte laesie. In de voorste oogkamer ziet u een spiegel pus. Diagnose: cornea-ulcus met hypopyon.

Dragers van zachte contactlenzen dragen een andere 'flora' bij zich dan niet-contactlensdragers, onder andere anaerobe bacteriën, schimmels en gisten. Deze zijn vaak veel agressiever dan de commensale flora. Wat dan ook begint als een lichte keratitis kan, met niet-adequate therapie, zich binnen

24 uur ontwikkelen tot een ernstige visusbedreigende ontsteking. Belangrijk is dan ook om bij alle patiënten met oogontsteking of oogtrauma na te vragen of ze contactlensdrager zijn. Indien deze vraag met 'ja' beantwoord wordt, moet het beleid daarop worden afgestemd: frequente controle (al na een dag) en antibiotica uit de chinolonen groep (norfloxacine oogdruppels). Ook bij te lang dragen van de lenzen (overwear) kunnen dergelijke symptomen optreden (zie hoofdstuk 3).

Het advies voor het dragen van lenzen na een doorgemaakte conjunctivitis is als volgt.
- Bij harde lenzen: goed schoonmaken, inclusief bewaardoosje.
- Bij zachte lenzen: weggooien.

De oogheelkundige outillage op de huisartsenpost

Een oogboortje zal wel op elke huisartsenpost aanwezig zijn; het gutsje – onmisbaar voor het verwijderen van een corpus alienum – is echter lang niet altijd te vinden evenmin als een epileerpincet voor ooghaartjes. Daarnaast zijn noodzakelijk:
- een goed verlichte visuskaart, hangend op de juiste hoogte met de mogelijkheid tot positioneren van de patiënt op vijf meter. Is dat niet mogelijk dan is het aangewezen met een spiegel te werken (zie de hoofdstukken 2 en 14);
- een spleetlamp met een vergroting van 10 en 16 maal. In dit hoofdstuk en in de rest van het boek is duidelijk aangegeven waarvoor de spleetlamp nodig c.q. onmisbaar is. Wij zeggen dit zonder terughoudendheid omdat 1) de spleetlamp goed betaalbaar is voor een huisartsenpost, 2) het omgaan met de spleetlamp in een korte cursus (geschat 2 uur) te leren is, inclusief het herkennen van de spoedpathologie van het voorste oogsegment zoals in dit hoofdstuk beschreven. Dit geldt niet voor indirecte funduscopie. Hiervoor is langduriger oefenen noodzakelijk (zie www.stoohn.nl) .

Voor het meten van de druk en het bekijken van de retina kan een getrainde huisarts het best zijn eigen apparatuur meenemen, terwijl anderen het onderzoek aan de oogarts overlaten. Een totale afwezigheid van oogheelkundig instrumentarium op de huisartsenpost is in de huidige tijd een kunstfout en leidt tot onnodige 'ongelukken' in de vorm van visusverlies.

Voor het oog zijn drie groepen farmaca van belang. Ten eerste farmaca ten behoeve van oogheelkundige diagnostiek, ten tweede therapeutica voor oogaandoeningen en ten derde systemisch toegediende farmaca met oogheelkundige bijwerkingen. Van al deze groepen worden de belangrijkste besproken.

Voor oogheelkundige toepassing komen alleen lokale toedieningsvormen in aanmerking. Het betreft dan oogzalven en oogdruppels.
Hierin treft men drie bestanddelen aan:
1 de werkzame stof, het geneesmiddel;
2 het conserveermiddel;
3 stabilisatoren; zuren en basen met een sterk afwijkende pH (< 5 en > 8).

Alle drie bestanddelen kunnen toxische reacties of overgevoeligheid veroorzaken, zowel lokaal als systemisch; dit laatste door resorptie via het traankanaal. Bij gebleken aversieve reacties is het daarom goed alle bestanddelen te noteren. Conserveermiddel is niet aanwezig in druppels die in *minim*-vorm zijn verpakt.

De acute bijwerkingen treden bijna altijd binnen een week op.

Farmaca ten behoeve van oogheelkundige diagnostiek

Het betreft hier steeds oogdruppels.
1 Een lokaal anestheticum. Indicaties:
   – het opheffen van de corneareflex ten behoeve van het onderzoek van het voorste oogsegment in geval van een blefarospasme;
   – het meten van de oogdruk met een applanatietonometer;
   – het verwijderen van een corpus alienum.
   Als lokaal anestheticum wordt oxybuprocaïne 0,4 procent gebruikt. Het verdooft de cornea gedurende 5 tot 10 minuten. Elk lokaal anestheticum beïnvloedt het herstellend vermogen van het cornea-epitheel in negatieve zin. Daarom dient het nooit aan de patiënt te worden meegegeven in geval van (pijnlijke) cornealaesies, zoals lasogen. Een eenmalige dosis voor onderzoek doet weinig schade.
2 Een mydriaticum (pupilverwijder) ten behoeve van onderzoek van de lens met de spleetlamp en onderzoek van de retina met de indirecte funduscoop.

Pupilverwijding en -vernauwing verlopen via het autonome zenuwstelsel (sympathisch respectievelijk parasympathisch). Mydriatica beïnvloeden de accommodatie. Het gangbare middel in Nederland ter verwijding van de pupil is tropicamide 0,5 procent. Het is een parasympathicolyticum dat de musculus sphincter pupillae verlamt. Dit leidt na ongeveer 20 minuten tot een acceptabele pupilverwijding voor het standaard lens- en retinaonderzoek.

Nog vaak wordt gewaarschuwd tegen het gebruik van een mydriaticum bij een nauwe kamerhoek. Pupilverwijding zou dan een acute glaucoom-aanval uitlokken. Er is echter alle reden om de terughoudendheid te laten varen. Ten eerste: hoewel het theoretisch mogelijk is, doet een glaucoom-aanval zich zeer zelden voor na druppelen met tropicamide 0,5 procent. De stringente waarschuwing stamt uit een tijd dat de pupillen werden ver-wijd met atropine, waarvan de werking sterker was dan van tropicamide 0,5 procent en ongeveer 10 dagen aanhield! Het risico van een glaucoom-aanval was daarmee vele malen groter. Atropine wordt tegenwoordig alleen nog bij uveïtis anteriores (iridocyclitis) voorgeschreven, waarbij de (langdurige) pupilverwijding het pijnlijke ciliairspasme opheft en verkle-ving van de iris aan de lens moet voorkomen. Ten tweede: bij onderzoek met de spleetlamp is te zien of er sprake is van een nauwe kamerhoek.

Farmaca ter behandeling van oogheelkundige klachten en aandoeningen

Traanvervangende middelen bij droge ogen
Hiervan zijn er diverse in de handel. Het belangrijkste verschil zit in het vehiculum: zalf versus gel versus druppel, waardoor de duur van de ver-zachtende werking wordt bepaald. Dit moet worden afgewogen tegen het gebruiksgemak. De traanvervangende middelen worden ook gebruikt als diagnosticum bij het vermoeden op droge ogen.

Indifferente oogzalf en adstringentia
De indifferente (steriele) zalf, oculentum simplex, kan gebruikt worden indien slechts bescherming van de cornea (bijvoorbeeld bij erosie) of ver-zachting van pijn of branderigheid gewenst is. Adstringentia, zoals zink-sulfaatdruppels, zijn vaak aangeprezen ter vervanging van antibiotische oogzalf bij de meestal virale ooginfecties (conjunctivitis), maar worden doorgaans als niet aangenaam ervaren door patiënten. Ze worden niet meer gebruikt.

Antibiotische oogzalven en oogdruppels
Met antibiotica te behandelen bacteriële conjunctivitis komt zelden voor (zie hoofdstuk 10). Er zijn slechts enkele indicaties voor specifieke antibio-tica. Het betreft chlooramfenicoloogzalf bij een blefaritis omdat deze aan-doening meestal door een stafylokok wordt veroorzaakt. De vermeende

beenmergremming door lokaal gebruik van chlooramfenicol is door onderzoek nooit bevestigd. Het betreft verder tetracyclineoogdruppels bij een chlamydia-infectie van het oog. Deze druppels zijn een paar dagen houdbaar en moeten dus om de paar dagen door de apotheek worden gemaakt.

De allergische reacties op de antibiotica kunnen zich zowel lokaal als systemisch manifesteren. Ze worden hier bekend verondersteld.

Middelen tegen virusinfecties

Acicloviroogzalf is het middel bij uitstek bij keratitis dendritica en andere herpetische ooginfecties. Het werkt snel. Een beginnende keratitis dendritica (1 tot 2 dagen) is na 1 dag genezen.

Povidonjoodoogdruppels 0,3 procent vijfmaal daags kan gedurende een week bij een keratoconjunctivitis epidemica door een adenovirusinfectie (altijd tweezijdig, zeer besmettelijk!) worden gegeven. Andere virusinfecties behoeven geen behandeling.

Antiallergische oogdruppels

Een allergische conjunctivitis wordt behandeld met antihistamineoogdruppels zoals azelastine, cromoglicinezuur en emedastine. Indien de ontstekingsreactie zeer heftig is, en de diagnose pollinosis is aannemelijk (allergietest, seizoen), kunt u eenmaal, tijdens het consult, een sterk werkend corticosteroïd indruppelen. Daarna gaat u over op lokaal of oraal toegediende antihistaminica.

Corticosteroïdhoudende oogdruppels en zalven

Corticosteroïden mogen alleen worden gegeven indien u met een spleetlamp de cornea goed hebt kunnen inspecteren, en contra-indicaties voor gebruik, met name virusinfecties van de cornea, zijn uitgesloten.

Er zijn drie groepen corticosteroïden verwerkt in oogdruppels. Deze druppels worden gekenmerkt door een bepaalde dieptewerking. Het meest oppervlakkig werkende middel is FML-Liquifilm®. Dit kunt u onder andere geven bij allergische keratitis (nummularis). Iets dieper doordringend is prednisolon. Het diepst en krachtigst werkend is dexamethason, een middel dat voornamelijk in handen is van de oogarts.

Oogdrukverlagende oogdruppels bij glaucoom

Omdat vele farmaca effectief zijn gebleken, en huisartsen er in de toekomst, via de rapportage van de oogarts, mee te maken krijgen, volgt een overzicht van de gebruikte soorten.

1 Bètablokkers. Dit zijn sympathicolytica die de kamerwaterproductie remmen. Tien procent van de glaucoompatiënten reageert er niet op.

Timolol is het oudste en bekendste medicament. Daarnaast zijn er: betaxolol, levobunolol, carteolol, metipranolol en befunolol.

2 Prostaglandineanalogen. Deze bevorderen de kamerwaterafvoer. Als bijwerking ziet men hyperpigmentatie van de iris. Farmaca: onder andere latanoprost (Xalatan®) en travoprost (Travatan®).

3 Koolzuuranhydraseremmers verlagen de oogdruk door de kamerwaterproductie te reduceren. Bekend van vroeger is het acetazolamide (Diamox®) dat bij acuut glaucoom intraveneus werd toegediend. Van acetazolamide afgeleide farmaca in oogdruppelvorm zijn: dorzolamide (Trusopt®) en brinzolamide (Azopt®).

4 Miotica zijn parasympathicomimetica die de pupil vernauwen en een nauwe kamerhoek verder openen. Bekend is pilocarpine, in de handel als Pilogel® ooggel 4 procent. Alfa-2-agonisten, specifieke sympathicomimetica, verlagen de oogdruk door remming van de kamerwaterproductie. Farmaca: apraclonidine (Iopidine®) en brimonidine (Alphagan®).

Systemisch toegediende farmaca met oogheelkundige bijwerkingen

Vele medicamenten hebben bijwerkingen op het oog. Van in de huisartspraktijk regelmatig gebruikte middelen volgt hier een opsomming, met vermelding van de klacht die ze veroorzaken.

Bètablokkers
- Verminderde visus
- Diplopie
- Visuele hallucinaties
- Fotofobie
- Droge ogen, verminderde tranen
- Subconjunctivale bloeding

Ritalin®
- Acuut glaucoom ten gevolge van grote pupil (mydriasis)
- Visusdaling, visuele hallucinaties
- Blefaroclonus, subconjunctivale bloeding

Antidepressiva
- Wazig zien, verminderde visus, fotofobie, diplopie, pijn in het oog
- Blefaroconjunctivitis, subconjunctivale bloeding
- Mydriasis, iritis, cataract

Oogheelkundige
symptomen en hun
medicamentaire
oorzaken

Verminderde traanproductie
- Alle medicatie met enige parasympathicolytische werking:
  - atropine en scopolamine
  - fenothiazinederivaten
  - verschillende antiparkinsonmiddelen
  - antihistaminica, tricyclische antidepressiva en monoamineoxida-seremmers (MAO-remmers)
- Bètareceptorblokkerende geneesmiddelen
- Tranquillizers, benzodiazepinen (slaapmiddelen!)
- Acetylsalicylzuur
- Cytostatica zoals methotrexaat

Bruine neerslagen in conjunctiva en cornea
- Indometacine
- Fenothiazinen en chloroquinederivaten
- Amiodaron (Cordarone®)
- Het anti-oestrogeenpreparaat tamoxifen (Nolvadex®)

Afwijkende visuele waarnemingen
- Bètablokkers
- Digitalis, flecaïnide (Tambocor®)
- Verschillende antihypertensiva
- Chloroquinederivaten
- Gonadotrope hormonen
- Cytostatica, carmustine (BiCNU®), lomustine (CCNU), fluorouracil, cisplatine
- Nitrofuraanderivaten, nitrofurantoïne (Furadantine®)

Logistieke aspecten van het oogheelkundig onderzoek

Oogheelkundig onderzoek vindt in een praktijk bij voorkeur steeds op dezelfde plek plaats, hier de 'locatie oogheelkunde' genoemd. Het is namelijk een kleine ramp om steeds alle materialen bij elkaar te zoeken, zeker als deze kwetsbaar en kostbaar zijn. Bij de beschrijving van de locatie nemen we de geheel geoutilleerde huisarts (visusunit, spleetlamp, funduscoop, drukmeter) als uitgangspunt. Degene die alleen een visus-unit heeft (kaart, eventueel spiegel, lorgnet met +0,50-glas en -0,50-glas), kan hier echter ook nuttige informatie vinden.

Elk praktijkgebouw is anders en huisartsen hebben ieder een eigen stijl van werken. Een gedetailleerd advies voor het inrichten van een locatie oogheelkunde is daarom niet te geven. De volgende aandachtspunten zijn echter van nut. Deze zijn bedoeld om:

1 tijd te besparen;
2 zoeken en tasten in het donker te vermijden;
3 struikelen over kabels in het donker te voorkomen.

En het allerbelangrijkst:

4 rust tijdens het onderzoek te garanderen: geen geloop naar schakelaars en terug.

1 Situeer de locatie oogheelkunde zo, dat werken in het volle daglicht gemakkelijk te vermijden is. Nadrukkelijk staat er 'gemakkelijk'. Moet men elke keer de nodige handelingen verrichten met gordijnen of rolluiken om te verduisteren, misschien zelfs planten van vensterbanken afhalen, dan werkt dat remmend op het uitvoeren van het onderzoek. Is plaatsing dichtbij een raam de enige mogelijkheid, dan kunt u met lamellen werken. Deze zijn met een eenvoudige handeling te sluiten. Een absoluut donkere kamer is ook niet nodig, zelfs ongewenst, omdat de patiënt dan niet kan fixeren. Ook moet u vermijden om de schakelaar van de kamerverlichting, die meestal naast de deur zit, steeds te moeten bedienen door op te staan. Alle knoppen moeten onder handbereik zijn. Als alles goed is ingericht, gaan patiënt en arts op hun kruk zitten en komen er gedurende het onderzoek niet meer af. De locatie

oogheelkunde is onder te brengen in een onderzoekkamer die onderdeel is van de spreekkamer. In een meermanspraktijk is dit om begrijpelijke redenen niet handig.

2 Lokaliseer de kruk (zonder zwenkwielen) van de patiënt bij voorkeur in de hoek, dan kan de patiënt nooit de kruk bij het vooroverbuigen onder zich uitduwen naar achter, met alle gevolgen van dien. De patiënt gaat daar zitten en blijft daar zitten gedurende het hele onderzoek. Uw kruk (met zwenkwielen) moet iets meer ruimte krijgen, want voor de funduscopie draait u achter de spleetlamp weg, richting patiënt. Het minimale vloeroppervlak in die situatie wordt dan 110 x 170 centimeter (afmetingen tafel spleetlamp is 40 x 50 cm).

3 Probeer een en ander zodanig in te richten dat u met een spiegel kunt werken. De visuskast hangt dan boven-naast de spleetlamp, u staat vlak bij de patiënt en kunt gemakkelijk aanwijzingen geven en tegelijkertijd de patiënt in de gaten houden. (Knijpt hij de ogen tot spleetjes? Kijkt hij door het leesgedeelte van de bril?) De afstand patiënt-visuskast is dan de som van de afstanden patiënt-spiegel plus de afstand spiegel-visuskast. Is die afstand ongeveer vijf meter dan hoeft u niets te veranderen aan de visusgetallen op de kaart (kaart voor vijf meter). Is de afstand groter of kleiner, dan moet u de getallen overplakken (zie tabel 14.1). De spiegel moet recht tegenover de visuskast gelokaliseerd zijn, en in die situatie gekanteld naar de patiënt (uitproberen met proefpersoon). De onderkant van de visuskast bevindt zich meestal op 150 centimeter. De spiegel mag geen omlijsting hebben (de patiënt gaat daarop accommoderen!), afmetingen bij voorkeur 40 à 60 centimeter. Dit soort spiegels is overal verkrijgbaar. Plak de spiegel op een houten ondergrondmet een draaibare luidsprekersteun aan de achterkant om hem op te hangen. Zo kan indien nodig de stand gecorrigeerd worden.

4 Het is aan te bevelen dichtbij u een tafeltje te plaatsen waarop alle kleine spullen staan die nodig zijn voor het oogonderzoek. Ook een geprint oogheelkundig verslagformulier of notieblok met pen dienen onder handbereik te zijn.

5 Voor de verlichting het volgende advies: koop een staande lamp met een sterke halogeenlamp die u naast de patiënt kunt plaatsen en waarvan het licht naar beneden schijnt, richting ogen (imaginair) van de patiënt. U laat dan een verbinding maken tussen deze lamp en een potentiometer die u op de tafel van de spleetlamp laat monteren c.q. schroeven, zodat u de sterkte van het licht kunt regelen via die potentiometer. U hanteert gedempt licht indien nodig en wanneer u voluit licht nodig hebt, draait u aan deze knop op de spleetlamptafel. Vol licht is nodig voor inspectie van de ogen van de patiënt, en voor het vinden van het juiste flesje, het juiste instrument enzovoort.

Tabel 14.1 Omrekentabel voor een visuskaart voor vijf meter die niet op
vijf meter hangt

Gemeten afstand tussen ogen patiënt en visuskaart (in meters)				
4 (3,5-4,5)	5 (4,5-5,5)	6 (5,5-6,5)	7 (6,5-7,5)	8
0,08	0,1	0,12	0,14	0,16
0,1	0,12	0,14	0,17	0,2
0,12	0,15	0,18	0,2	0,25
0,16	0,2	0,24	0,28	0,32
0,2	0,25	0,3	0,35	0,4
0,25	0,3	0,35	0,4	0,5
0,32	0,4	0,5	0,55	0,65
0,4	0,5	0,6	0,7	0,8
0,5	0,65	0,75	0,9	1,0
0,6	0,8	1,0	1,12	1,3
0,8	1,0	1,2	1,4	1,6
1,0	1,25	1,5	1,75	2,0
1,2	1,5	1,8	2,1	2,5
1,6	2,0	2,4	2,8	3,2
2,0	2,5	3,0		
2,4	3,0			

6 Voor de aankoop van het instrumentarium kan de Stichting Onderwijs
Oogheelkunde aan Huisartsen in Nederland (STOOHN) u adviseren
(zie www.stoohn.nl). Pas op met tweedehands spleetlampen van
een oogarts; daar is meestal wat mee aan de hand en daarom minder
geschikt voor de huisarts.

7 De spleetlamp: laat u bij aflevering demonstreren hoe u de lamp en de
zekering kunt vervangen. Indien de lamp niet brandt, maar het rode
lichtje wel, dan is de lamp kapot. Indien beide niet branden, dan is waarschijnlijk de zekering kapot. Laat alleen een deskundige aan de apparatuur komen, bijvoorbeeld de leverancier of de instrumentenmaker van
het plaatselijke ziekenhuis.

8 U mag optische instrumenten nooit poetsen met aceton of alcohol.
   De lenskit laat dan los. Gebruik een zacht (brillen)doekje met water of
   sopje; naspoelen met water en afdrogen.

9 De energiebron van uw indirecte funduscoop is een nikkel-cadmium-
   batterij. Een nieuwe batterij moet u gedurende ongeveer 24 uur in het
   stopcontact opladen (het handvat van de funduscoop is dan warm, dat
   is normaal), vervolgens leeg laten lopen en opnieuw opladen. Na het
   oogheelkundig onderzoek kunt u de lamp bijladen. De accu, in het
   handvat, gaat ongeveer 6 tot 8 jaar mee. Met de lens van 20D moet u
   voorzichtig omgaan. Bewaar hem altijd in de doos. Verwijder vinger-
   vlekken met lauw water en een beetje zeep; naspoelen en dan droog-
   deppen met een zachte doek.

Opdat u zich het een en ander kunt voorstellen, volgt nu een gedetailleerd verslag van een oogonderzoek zoals het zich in het algemeen
afspeelt.

- U neemt de patiënt mee naar uw visusunit. Deze is nog normaal verlicht of u doet het licht aan in uw donkere kamer. U laat de patiënt
  plaatsnemen op de kruk, stelt waar nodig nog aanvullende anamnesti-
  sche vragen en legt het oogheelkundig onderzoek uit. U kijkt of al het
  materiaal op zijn plaats ligt en begint met inspectie van de ogen.
  U knipt het licht van de visuskast aan en de staande lamp zet u op
  'laag'; dan volgt het diagnostisch visusonderzoek. Hierbij staat u en
  hebt u een duidelijke aanwijsstok met een rode markering aan de top.
  U noteert uw bevindingen.
- Daarna bepaalt u indien u in het bezit bent van een iCare drukmeter
  de oogboldruk. Dit apparaat is niet op de spleetlamp gemonteerd. Het
  werkt volgens het principe dat er een zacht bolletje op het oog van de
  patiënt 'geschoten' wordt. De vaart waarmee het bolletje terugkaatst,
  is maat voor de druk. Er hoeft geen anestheticum te worden gebruikt.
  Het hanteren van dit apparaat is vele malen makkelijker dan van
  een applanatietonometer. De prijs is ongeveer gelijk,de foutmarge
  iets groter. Een nadeel is dat het apparaat gemakkelijk kan vallen,
  zoekraken of meegenomen worden. Het apparaat bepaalt het gemiddelde van zes drukmetingen per oog. Het onderzoek duurt ongeveer
  30 seconden, liefst nog eens te herhalen. Voor elke patiënt dient een
  nieuwe steriele *probe* gebruikt te worden. U mag vóór dit onderzoek
  de patiënt niet druppelen, noch met een anestheticum noch met een
  mydriaticum! Noteer de bevindingen.
- Alvorens een mydriaticum te druppelen gaat u na of de patiënt alleen
  met de auto is gekomen. Als het volgens protocol is gegaan, heeft

de assistente dit reeds bij het maken van de afspraak aan de patiënt uitgelegd. U legt uit dat de verwijding wel een uur kan aanhouden (soms zelfs langer) en dat de patiënt na het onderzoek niet in het felle (zon)licht moet kijken. Daarna druppelt u het mydriaticum (tropicamide 0,5 procent) in en laat de patiënt 15 minuten wachten, afhankelijk van uw werksituatie, al dan niet in de oogheelkundige unit. U doet de normale verlichting en de verlichting van de letterkast uit en draait de staande lamp door middel van de potentiometer iets hoger.

- U kunt vervolgens verdergaan met de volgende patiënt van uw spreekuur.
- Na een kwartier komt u terug, gaat achter de spleetlamp zitten, draait de potentiometer op nul: hoe donkerder hoe beter, want dan hebt u meer contrast. U beoordeelt het uitwendige oog en adnexen, de voorste oogkamer, de lens en het glasvocht.
- Na het spleetlamponderzoek draait u de potentiometer iets open en neemt de indirecte funduscoop met lens +20D, rolt met uw kruk naar de patiënt, draait de potentiometer (onder handbereik) op nul en doet funduscopie. U beoordeelt de retina.
- Na de funduscopie draait u de potentiometer iets open (onder handbereik), en legt de funduscoop terzijde.
- Indien u gebruikmaakt van de applanatiemeter, plaatst u deze in positie en druppelt de patiënt met een anestheticum (*minims* met anestheticum samen met fluoresceïne dan wel fluoresceïnestrips). U draait de potentiometer op nul en meet de druk.
- U draait de staande lamp weer op en noteert uw bevindingen
- U beoordeelt uw bevindingen en komt tot een diagnose. Deze diagnose en vervolgafspraken bespreekt u met uw patiënt.
- U noteert uw bevingen in uw EPD. Het is het meest overzichtelijk en duidelijk als dat in een aparte file gedaan wordt voor oogheelkundig onderzoek. Maak ruiters aan O1, O2,O3 voor het eerste oogheelkundig onderzoek, het tweede, derde enzovoort. Als u geregistreerd bent als huisarts met als bijzondere verrichting oogheelkunde bij het CHBB is dat handig om na 5 jaar te kunnen aantonen hoeveel oogheelkundige consulten u hebt verricht.
- U bent klaar.

Literatuur

In dit hoofdstuk treft u literatuur aan die aanvullend is op dit boek, de gehele oogheelkunde betreft, en niet te specialistisch is.

In 't Veld CJ, Goudswaard AN, Dijkstra RF. Diagnostische verrichtingen in de huisartspraktijk. Hoofdstuk Oog.Houten/Utrecht: Prelum uitgevers; 2012, pp. 88-111.
Een gedetailleerde beschrijving van vijf diagnostische verrichtingen voor de eerstelijns oogheelkunde: visusonderzoek, diagnostisch refractioneren, Amsler-test, onderzoek met de spleetlamp en funduscopie.

Kanski JJ, Bowling B. Clinical ophthalmology; a systematic approach. London: Elsevier Health Sciences; 2012.
Voor degenen die de indirecte funduscopie beoefenen is het boek van Kanski onontbeerlijk. Het bevat onder andere een veelheid aan fundusbeelden met een korte, heldere uitleg. Het is een echt visueel naslagwerk!

Ehlers JP, Shah CP.The Wills eye manual; Office and emergency room diagnosis and treatment of eye disease. 5e druk . Baltimore: Wolters Kluwer/Lippincott Williams & Wilkins; 2010.
Hetzelfde geldt voor dit boek, dat veel diepgaande informatie bevat voor oogartsen en voor de huisarts die zich extra wil informeren.

De site www.oogartsen.nl. is gemaakt door de Deventer oogartsen. De taal is zodanig dat goed opgeleide leken de tekst kunnen begrijpen. Voor hen is deze ook in eerste instantie bedoeld. Voor huisartsen bevat de site veel waardevolle informatie, ook films.

Een interessante site is die van de Amerikaanse oogarts Timothy Root, www.rootatlas.com. Deze bevat filmpjes over oogpathologie en oogheelkundige vaardigheden. Van dezelfde auteur is Ophthobook.com met een tekstueel en visueel goede uitleg van de belangrijkste oogaandoeningen (in het Engels). Het onderzoeken van het oog wordt op beide sites als een ontdekkingsreis beschreven.

De volgende sites bevatten interessante casuïstiek gevolgd door
  quizvragen.
http://piripirei.net/OcularFundus
http://e-learning.studmed.unibe.ch/clinisurf/htmls/carpet.html?clinisurf|
  ophtha|fundus|retina

Een grondige atlas/grondig leerboek is de Duitse site:
  http://www.atlasophthalmology.com/atlas/frontpage.jsf die vooral als
  naslagwerk is te gebruiken.
De site www.visio.org bevat nuttige (achtergrond)informatie over blindheid en slechtziendheid en ook praktische aanwijzingen voor de hulp
  aan slechtzienden.
De gratis app Eye Handbook (informatie op www.eyehandbook.com)
  heeft onder andere een oogatlas, een manual, diverse tests (waaronder kleuren zien en Amsler-test) en een uitgebreid geneesmiddelen-
  overzicht.

Register

ablatio retinae 50
accommodatie 26
accommodatie-insufficiëntie 27
accommodatiespasmen 27
accommodatievermogen 26
acetazolamide 72
acicloviroogzalf 71
acute blindheid 66
acute glaucoomaanval 70
afdekproeven 12
afsluiting van een arterie 41
alfa-2-agonisten 72
amaurosis fugax 66
amblyopie 11
amiodaron 73
Amsler-test 35
Amsterdamse plaatjeskaart 13
antidepressiva 72
anti-VEGF-middelen 35
apraclonidine 72
asthenope klachten 27
astigmatisme 19
atropine 70
azelastine 71

befunolol 72
Bengaals rood 53
bètablokkers 47, 71, 72
betaxolol 72
bifocale bril 30
bimatoprost 72
blefaritis 52, 59
brimonidine 72
brinzolamide 72
BRVO 42

carteolol 72
C/D-ratio 46
chalazion 61
chlamydia 71
chlooramfenicoloogzalf 70

chloroquinederivaten 73
choriocapillaris 34
chronische conjunctivitis 53
ciliairspieren 29
contactlensspecialist 23
convergerend 11
corneareflexbeeldjes 12
corpora aliena 55, 63
corticaal cataract 32
corticosteroïden 71
cromoglicinezuur 71
crowding-fenomeen 16
CRVO 42
cup 46
cycloplegie 27

Descemet-stippen 54
dexamethason 71
diabetische retinopathie 37, 38
diagnostisch refractioneren 16, 27
disk 46
divergerend 11
dorzolamide 72
droge maculadegeneratie 34
drusen 34

eczemateuze dermatitis 60
eenzijdige pupilverwijding 65
emedastine 71
emmetrope oog 17
episcleritis 55

farmaca
    afwijkende visuele
    waarnemingen 73
farmaca bij verminderde
    traanproductie 73
fenothiazinen 73
fluoresceïne 53
FML-liquifilm 71
folliculaire reactie 53

glasvochtmembraanloslating 50
glaucoom 46

harde lens 22
herpesinfectie 53
hordeolum 61
hypermetropie 11, 17, 26, 28
hypertensieve retinopathie 43

indometacine 73
intracapsulaire lensextractie 32
iridocyclitis 54

kalkconcrementen 60
keratitis dendritica 54
keratitis sicca 60
koolzuuranhydraseremmers 72
kwantitatieve tonometrie 46

Landolt-ringen 15
Langtest 12
lasertherapie en operatie 47
leesadditie 30
leesproef 29
lenzen 22
levobunolol 72
lichtflitsen 67
locatie oogheelkunde 75
low-vision-onderzoek 36

macula 34
maculadegeneratie 34
membraan van Bruch 34
metamorfopsie 35
metipranolol 72
miosis 26
miotica 72
morbus Bechterew 54
mouches volantes 49
multifocale glazen 30
mydriasis 27
mydriaticum 69

myopie 17, 37
myoticum 69

nastaar 33
natte maculadegeneratie 34
nucleair cataract 32

oculentum simplex 70
omrekentabel voor een visuskaart 76
oogaandoeningen 31
oogonderzoek 78
openkamerhoekglaucoom 45
optometrist 20
optotypen 15
orthoptist 13
ouderdomscataract 32
outillage op de huisartsenpost 68
overwear-klachten 22
oxybuprocaïne 69

papilhyperplasie 53
parasympathische innervatie 26
pijnlijk rood oog 65
pilocarpine 72
pinguecula 56
povidonjoodoogdruppels 71
prednisolon 71
presbyopia 29
prostaglandineanalogen 47, 72
pterygium 56
puntvormige keratopathie 59
pupilvernauwer 69
pupilverwijder 69

refractiechirurgie 24
Ritalin® 72

scheelzien 11
Schirmer-test 60
schoolmyopie 18
schoonmaakmiddelen 64
siccasyndroom 60

staaroperatie 33
stenopeïsche opening 15
subcapsulair cataract 32
synchysis 49

tamoxifen 73
telescoopbril 36
testen 12
testen van de visus 12
tetracyclineoogdruppels 71
timolol 72
TNO-stereotest 12

trichiasis 60
Tyndall-fenomeen 54

venetaktrombose 42
verziendheid 11
vieze oogjes 56
visusonderzoek 15
visusverlies 67
visusvermindering na de groei 21

zachte contactlenzen 22, 67
zinksulfaat 70

Practicum huisartsgeneeskunde

In de reeks Practicum huisartsgeneeskunde zijn ook leverbaar:

	ISBN boek	**ISBN e-book**
Aandoeningen bij kinderen	978 90 352 2698 2	978 90 352 3289 1
Allergie	978 90 352 2775 0	978 90 352 3260 0
Astma en copd	978 90 352 3192 4	978 90 352 3269 3
Borstkanker, behandeling en zorg	978 90 352 2882 5	978 90 352 3313 3
Bovenbuikklachten	978 90 352 2519 0	978 90 352 3254 9
Bovenste luchtweginfecties	978 90 352 2733 0	978 90 352 3291 4
Chronisch psychiatrische patiënten	978 90 352 2705 7	978 90 352 3259 4
De huisarts en de patiënt met een verstandelijke beperking	978 90 352 2642 5	978 90 352 3257 0
Dokteren in de stad	978 90 352 3090 3	978 90 352 3163 4
Eetstoornissen	978 90 352 2847 4	978 90 352 3262 4
Endocrinologie	978 90 352 3154 2	978 90 352 3267 9
Ethische problemen in de huisartspraktijk	978 90 352 2169 7	978 90 352 3249 5
Functionele buikklachten	978 90 352 2416 2	978 90 352 3251 8
Genetica	978 90 352 3179 5	978 90 352 3268 6
Hand- en polsklachten	978 90 352 2923 5	978 90 352 3264 8
Hoofdpijn	978 90 352 2938 9	978 90 352 3265 5
Huisarts en moeheid	978 90 634 8340 1	978 90 352 3584 7
Huisarts en recht	978 90 352 2979 2	978 90 352 3266 2
Huisarts en sport	978 90 352 2499 5	978 90 352 3253 2
Huisarts en vluchteling	978 90 352 3410 9	978 90 3523411 6
Menstruatieklachten	978 90 352 2489 6	978 90 352 3252 5
Oogheelkunde	978 90 352 3576 2	978 90 352 3577 9
Praktische epidemiologie	978 90 352 2997 6	978 90 352 3288 4

Proctologie	978 90 352 2656 2	978 90 352 3258 7
Puzzels en dwaalwegen in de neurologie	978 90 352 2809 2	978 90 352 3261 7
Seksespecifieke huisartsgeneeskunde	978 90 352 2907 5	978 90 352 3263 1
Schouderklachten	978 90 352 2570 1	978 90 352 3255 6
Soa en hiv	978 90 352 3232 7	978 90 352 3270 9
Somatisatie	978 90 352 2225 0	978 90 352 3250 1
Urologische problemen	978 90 352 2582 4	978 90 352 3256 3
Voeding	978 90 352 3365 2	978 90 352 3376 8

Voor het bestellen van losse delen of voor opgave van een abonnement op de serie *Practicum huisartsgeneeskunde* kunt u contact opnemen met Reed Business, klantenservice: tel. 0314 - 358 358 of e-mail: gezondheidszorg@reedbusiness.nl.
Losse delen zijn ook verkrijgbaar via de boekhandel.

Printed in the United States
By Bookmasters